MÉTODO GERSON
PARA LA ARTRITIS

DAVID ROBIN

Copyright © 2020 David Robin

Todos los derechos reservados.

DEDICATORIA

A mi esposa Helen y a mi hija Susan, que son la luz de mi vida.

CONTENIDO

INTRODUCCIÓN … 1

CAPÍTULO 1: LAS CAUSAS DE LA ARTRITIS … 3

CAPÍTULO 2: LOS TIPOS DE ARTRITIS … 9

CAPÍTULO 3: ¿QUÉ ES EL MÉTODO GERSON? … 17

CAPÍTULO 4: RESTAURANDO LA SALUD … 23

CAPÍTULO 5: HACIENDO TU HOGAR AMIGABLE A GERSON … 31

CAPÍTULO 6: ESCOGIENDO LAS COMIDAS ADECUADAS … 39

CAPÍTULO 7: ENEMAS PARA EL MÉTODO GERSON … 59

CAPÍTULO 8: LOS MEDICAMENTOS NATURALES … 69

CAPÍTULO 9: REACCIONES DE SANACIÓN … 79

CAPÍTULO 10: EVITANDO OBSTÁCULOS … 85

CAPÍTULO 11: RESPUESTAS A TUS PREGUNTAS … 91

CAPÍTULO 12: MANEJANDO EL ESTRÉS … 99

CAPÍTULO 13: DESPUÉS DEL MÉTODO GERSON … 103

CAPÍTULO 14: RECURSOS ADICIONALES … 107

CONCLUSIÓN … 109

INTRODUCCIÓN

Si tienes artritis, debes saber lo debilitante que es esta condición. No te deja hacer nada de lo que te gusta. Más aún, también puede afectar tú día a día.

Las personas desarrollan artritis con bastante frecuencia, por lo que asumimos que es parte de nuestras vidas.

La asociamos con la vejez o con enfermedades autoinmunes. Nos desentendemos de ella y luego simplemente tratamos de salir adelante, tomando medicamentos que solo te causan más problemas.

¿Y si hubiese una manera de curar la artritis? Y no solo estamos hablando de encontrar alivio para un par de días. Estamos hablando de la pregunta: ¿Qué pasaría si pudieses estar sin artritis por el resto de tu vida?

Esa pregunta no es absurda, no importa lo que los médicos tradicionales te hayan dicho una y otra vez. De hecho, existe una solución a tus problemas, y viene del Método Gerson.

Ahora, tienes muchas cosas que no están funcionando de manera adecuada en tu cuerpo, y todas esas cosas pueden llevarte a la artritis. Otras personas experimentan otras cosas, inclusive condiciones serias como ataque al corazón y cáncer.

Lo que no te has dado cuenta es que se pueden arreglar las cosas que no están funcionando bien en tu cuerpo.

Hay dos razones por la cual las personas se enferman:

- Falta de nutrientes
- Altos niveles de toxina

Más tarde vamos a hablar de lo que esto significa, pero lo que debes tener en cuenta ahora es que hay formas de alivio disponible. Tú tienes la capacidad de curarte completamente de la artritis, y todo lo que necesitas hacer viene de tu propio cuerpo.

No necesitas medicamentos. No necesitas químicos.

Todo lo que necesitas está dentro de ti. Tu cuerpo es una herramienta muy poderosa, y en este momento, está siendo frenado de curarse a sí mismo.

El Método Gerson es la respuesta para ti, y a través de este libro, aprenderás todo lo que necesitas sobre esta terapia.

Si estás listo para embarcarte en un viaje que le traerá la salud total y el bienestar a tu cuerpo, sigue leyendo. Lo que necesitas saber está aquí, y las herramientas que necesitas para sanar están dentro de ti.

Es tiempo de hacer un cambio en tu vida, y ese cambio no tiene nada que ver con ir al médico adecuado o encontrar el medicamento adecuado.

Con lo que sí tiene que ver es con tu propio cuerpo y su habilidad para curarse. Así que, comienza a aprender en este momento y verás cómo el Método Gerson es adecuado para ti.

CAPÍTULO 1: LAS CAUSAS DE LA ARTRITIS

Antes de que realmente puedas entender cómo curar tu artritis, necesitas saber qué la causó en primer lugar. Después de todo, conocer las causas te pueden llevar directamente a la cura.

Si pasas tiempo leyendo textos médicos e investigas en línea, te encontrarás con las mismas cosas una y otra vez: las personas, médicos e investigadores tienen teorías sobre cómo se desarrolla la artritis, pero en realidad actualmente nadie sabe cuál es la causa.

Así que, en vez de tomar el camino tradicional para tratar las enfermedades, la cual simplemente implica tomar medicamentos para enmascarar los síntomas, el Método Gerson ve las cosas de diferente manera. Esa asunción de la condición realmente tiene que ver con la raíz del problema, la cual generalmente es la alimentación.

Este libro está diseñado para educarte sobre curar tu enfermedad con el Método Gerson, así que las causas de las artritis tratadas en este libro también están basadas en este método.

Observa tu propio cuerpo

Quiero que te veas a ti mismo. Quiero decir, que realmente te veas, que veas incluso hasta tus dientes. Ellos no están hechos para comer productos de origen animal.

Si consideras los dientes de un verdadero carnívoro, como el gato, notarás que son bastante afilados y puntiagudos. Eso es porque están hechos para desgarrar la carne de un animal.

Sin embargo, tus dientes no tienen filo. ¿Sabes lo que eso significa? Que están hechos para comer vegetales, no animales.

Entonces, está tu estómago. Los ácidos en tu estómago son débiles en comparación con los de los animales carnívoros. Los animales como los perros y gatos tienen suficiente ácido estomacal como para descomponer la carne y hasta los huesos. Tu estómago no. Nuevamente, este es otro signo de que no estás destinado a comer productos animales.

¿Qué tiene que ver esto con la artritis? Los productos animales no se descomponen adecuadamente en tu Sistema Digestivo, y como resultado, te dejan toxinas.

Un buen ejemplo de esto es la leche. Existen casos documentados de personas desarrollando artritis tan pronto empezaron a consumir grandes cantidades de leche.

Siempre nos han enseñado que los productos lácteos son buenos para nosotros, así que los agregamos a la dieta en grandes cantidades. Tratamos de asegurarnos que nuestros dientes y huesos estén saludables tomando mucha leche, pero lo que no nos damos cuenta es que lo que realmente estamos haciendo es envenenar nuestro cuerpo.

De hecho, la leche es un culpable común que incluso los médicos que no están seguros sobre cuál es la causa de la artritis han indicado que quienes ya sufran de artritis reumatoide deben evitar los productos lácteos.

"Los síntomas de la Artritis Reumatoide pueden exacerbarse como respuesta a proteínas específicas encontradas en los productos lácteos.

Algunas personas con artritis reumatoide que reportan intolerancia a la lactosa, tienen anticuerpos a las proteínas de la leche.

El cuerpo forma estos anticuerpos para protegerse de lo que erróneamente percibe como sustancias dañinas." (Lio, n.d.)

Los anticuerpos son unas proteínas en forma de Y producidas por el sistema inmunológico para identificar y neutralizar las sustancias dañinas y extrañas al cuerpo.

¿Crees que tu cuerpo crearía anticuerpos sin alguna razón?

¡De ninguna manera! Y el hecho que un cuerpo humano cree anticuerpos debido a la leche te dice que los productos lácteos no pertenecen a tu sistema.

Ese solo es el comienzo. Ya sabes que a las vacas y cabras le dan antibióticos y otros medicamentos para mantenerse saludables mientras son usadas para producir leche. Esos medicamentos encuentran su camino a la leche en sí y entonces tú la consumes.

Es como consumir veneno.

Tu metabolismo

Tu cuerpo y todos sus procesos ejecutan algo llamado metabolismo. Como probablemente ya debes saber, tu metabolismo tiene un impacto sobre qué tan fácil puedes ganar o perder peso.

Las personas con sobrepeso tienden a tener un metabolismo más lento mientras que las personas delgadas tienden a tener un metabolismo más rápido. Sin embargo, el peso no es lo único afectado por este proceso dentro de tu cuerpo

Un metabolismo alterado o perturbado puede tener un impacto masivo sobre el que desarrolles artritis o no. Existe una gran cantidad de cosas que pueden causar esta alteración.

- Proteínas animales – Nos han dicho una y otra vez que necesitamos estas proteínas para mantenernos saludables, pero el cuerpo no las procesa ni metaboliza de manera adecuada. No están destinadas para nosotros y pueden hacer más daño que bien.
- Comidas procesadas – Parece que siempre estamos encontrando maneras de procesar nuestras comidas y de hacerlas no aptas para nosotros. Freír los alimentos arruinan sus propiedades saludables. Añadirles aditivos para mantener las comidas en buen estado por más tiempo o para mejorar su sabor solo perturban nuestro metabolismo.
- Químicos – Las comidas que actualmente te harían saludable –aquellos que vienen de la tierra– son arruinados por los químicos y pesticidas. Cuando se usan estas cosas en plantas y vegetales, esto significa que tú consumes pesticidas y todo tipo de químicos que trabajan como toxinas dentro del cuerpo.
- Sal – Tendemos a añadirle sal a todo, como un aditivo de sabor y como una manera de preservar las comidas. Sin embargo, la sal es extremadamente mala para el cuerpo, haciendo que retenga líquido y a actuar como una toxina en el cuerpo. La sal es tóxica para los tejidos, los riñones y el Sistema digestivo.
- Medicamentos – Cuando tu organismo está perturbado y tú

vas al médico, ellos te prescribirán medicamentos para aliviarte el dolor que estás experimentando. Sin embargo, esos medicamentos no curan la condición. Simplemente, la empeoran.

- Toxinas exteriores – En adición a las toxinas que pueden estar añadidas a sus fuentes de alimentos, existen toxinas en el aire a tu alrededor, y todas ellas pueden trabajar para perturbar tu metabolismo y empeorar tu artritis. Algunas de estas toxinas incluyen el escape de los carros, residuos de las fábricas, químicos de limpieza, productos químicos añadidos al agua potable y más.

- Deficiencias – Las comidas que estás ingiriendo son deficientes en lo que tu organismo necesita, como colágeno, y esto significa que tú también estás deficiente. Las comidas procesadas no tienen las vitaminas, minerales y enzimas que tu cuerpo necesita, y como resultado, estás consumiendo calorías vacías que no te ayudarán en lo absoluto. Cuando tu cuerpo tiene deficiencias empezará a contratacar en un intento de corregirse. Como resultado se desarrollarán ciertos tipos de artritis.

- El problema con la nueva ciencia – Los científicos e investigadores siempre están buscando ofrecer algo Nuevo y único, y generalmente eso viene en la forma "Nueva Ciencia" que actualmente hace más daño que bien. Después de todo, sabes que las vacunas cuya finalidad era mantener a los niños saludables lo que hace es enfermarlos, y las vacunas han sido asociadas con el autismo. Así que muchas de las cosas que se le ha atribuido a la "Nueva Ciencia" le han hecho mal a la gente.

Así que, ¿qué causa realmente la artritis?

Si lees los artículos escritos por médicos y científicos, generalmente señalan varias cosas. De hecho, la Clínica Mayo afirma que la osteoartritis simplemente es "un hecho de la vida" debido al desgaste de las articulaciones.

Prosigue afirmando que la artritis reumatoide es una condición autoinmune, lo cual implicaría que el cuerpo se está atacando a sí mismo.

Esa línea de pensamientos simplemente no tiene mucho sentido. El cuerpo está hecho para funcionar adecuadamente toda nuestra vida.

¿Por qué se atacaría a sí mismo? ¿Por qué se estaría comenzando a desgastar?

Estas "causas" comunes ni siquiera son realmente la causa. En cambio, es comer las comidas equivocadas, estar expuestos a toxinas y tener un enfoque equivocado al tratamiento.

Todos los días, en este momento, estás expuesto a las verdaderas causas. Estás en contacto con químicos y toxinas. Comes MUCHOS productos animales. Tomas leche. Comes alimentos adulterados químicamente.

Todas estas cosas tienen un impacto negativo en tu cuerpo y pueden perturbar tu metabolismo seriamente. Luego, vas al médico y te prescribe medicamentos – que lo único que hacen es enmascarar los síntomas y dañan seriamente el cuerpo. No te curas. Solo "enmascaran" pero no hacen nada para ayudarte.

La clave para entender el Método Gerson y realmente curar tu condición es identificar la causa. Una vez hecho eso, como se ha discutido en este capítulo, serás capaz de comenzar tu tratamiento.

Actualmente es posible curar la artritis a pesar de lo que te pueden haber dicho los doctores, y la cura no viene de la forma que estás esperando.

En el próximo capítulo, discutiremos los tipos actuales de artritis para que puedas entender mejor lo que tienes de malo en tu cuerpo, no lo que un médico pudo haber dicho que tenías malo.

Después de eso entraremos en detalle en cómo funciona el Método Gerson y como puede ser utilizado para curar tu propia artritis.

CAPÍTULO 2: LOS TIPOS DE ARTRITIS

Lo que muchas personas no entienden es que actualmente existen muchos tipos de artritis. Cada una de ellas tiene síntomas similares, pero causas diferentes.

El Método Gerson te puede ayudar a sobrellevar cualquier tipo de condición, pero tener una mejor comprensión de la artritis es la mejor manera de entender lo que le está sucediendo a tu cuerpo, así que antes de sumergirnos en el método en sí y en cómo usarlo, tomemos un momento para analizar los tipos de artritis que pudieses estar padeciendo.

Osteoartritis (artrosis)

Muchos consideran que la osteoartritis —también llamada artrosis— es del tipo de uso y desgaste, lo cual significa que se desarrolla por el uso y desgaste de las articulaciones con el tiempo.

Sin embargo, como mencionamos en el capítulo uno de este libro, la artritis no se desarrolla sin razón alguna. Tiene que ver con las comidas que ingieres y los factores ambientales a los que estás expuesto.

No obstante, lo que debes tomar en cuenta es que la osteoartritis es considerada como la más común y tiene lugar en ciertas articulaciones, como las caderas, rodillas, cuello y dedos de las manos y pies. Generalmente, las personas experimentan osteoartritis en las articulaciones que se han lesionado con anterioridad.

Cuando la osteoartritis se convierte en un problema, la articulación pierde su flexibilidad y se vuelve dolorosa e inflamada. Puede empeorar y mejorar de vez en cuando.

Artritis reumatoide

En vez de afectar el amortiguamiento entre las articulaciones, como sucede con la osteoartritis, la artritis reumatoide afecta el revestimiento que rodea la articulación en sí.

Esto trae como consecuencia inflamación, dolor y hasta deformación. Si la condición no es tratada, esto puede causar erosión en el hueso y la pérdida de las manos, donde aparece con mayor frecuencia.

La artritis reumatoide es considerada una enfermedad autoinmune, que en términos médicos, significa que el cuerpo se ataca a sí mismo. Una vez más, en función de cómo trabaja el cuerpo, simplemente esto no tiene sentido, y solo implicaría que una fuerza externa daría lugar a dicha condición.

Lupus

El nombre lupus no es una condición, sino un conjunto de enfermedades, también referidas con enfermedades autoinmunes.

Hay varios tipos de síntomas de lupus que pueden afectar el cuerpo entero, lo que lleva a problemas como:

- Artritis en las muñecas, manos, tobillos y codos. Esto incluye inflamación y dolor en esas articulaciones.
- Problemas renales que conducen a inflamación en las manos y pies y retención de agua.
- Fiebre baja que va y viene.
- Fatiga extrema y excesiva o que dura por mucho tiempo.
- Erupciones y problemas en la piel que pueden aparecer en las manos, cuello, cara, espalda y brazos.
- Erupción con forma de mariposa en mejillas y nariz.
- Dificultad para respirar o dolor en el pecho cuando intentas respirar profundamente.
- Sensibilidad a la luz del sol.
- Alopecia (pérdida del cabello).
- Reaparición de convulsiones.

- Fácil tendencia de aparición de moretones.
- Desarrollo de ansiedad, pérdida de memoria y depresión.
- Problemas con la coagulación adecuada de la sangre.
- Una condición llamada fenómeno de Raynaud, que significa que tus dedos se ponen rojos, azul o blancos cuando se exponen al frío.
- Pérdida o ganancia de peso sin explicación.
- Úlceras que se desarrollan en la boca o nariz.

Incluso los médicos que creen que las condiciones autoinmunes existen, entienden que el lupus generalmente se desarrolla por fuentes externas, incluyendo la exposición a químicos al fumar, medicamentos y compuestos en el agua que tomamos.

Uno de los síntomas más exhibidos del lupus es la artritis en las pequeñas articulaciones.

Enfermedad vascular del colágeno

También llamada enfermedad mixta del tejido conectivo, es otra condición referida como de naturaleza autoinmune.

El tejido conectivo son cosas que conectan en conjunto las partes de tu cuerpo, incluyendo los músculos, tendones, articulaciones y huesos. El colágeno es el principal tipo de tejido conectivo y otro es la elastina.

Existen diferentes tipos de enfermedad mixta del colágeno, incluyendo:

- Síndrome de Marfan, el cual lleva a problemas con los tejidos conectivos del ojo, Sistema esquelético, corazón y pulmones.
- Síndrome Ehlers-Danlos, conduce a problemas de piel floja, así como articulaciones que se extienden fácilmente.
- Pseudoxantoma elasticum, una condición que afecta específicamente a la elastina.

Todas estas enfermedades producen síntomas de polimiositis, artritis reumatoide y lupus sistémico.

Esclerodermia

También llamada esclerosis sistémica, también es clasificada como una enfermedad autoinmune.

Los síntomas de la escleroderma varían entre síntomas visibles y síntomas no visibles. Ellos incluyen:

- Uno de los síntomas visibles es el endurecimiento de manchas en la piel. Esto se traduce como áreas rígidas, inflamadas e hinchadas que pueden restringir el movimiento.
- Muchas personas con esclerodermia experimentan adormecimiento, cambio de color y dolor en los dedos de manos y pies cuando están expuestos al frío.
- La condición también puede atacar las articulaciones, especialmente en las extremidades, causando artritis.
- Otro síntoma interno de la esclerodermia es el reflujo gástrico, intestinos lentos o perezosos y otros problemas digestivos.
- En algunos de los casos más severos de esclerodermia, la condición ha dado lugar a serios problemas en la función de órganos como los riñones, corazón y pulmones.

Una vez más, los médicos indican que en el caso de la esclerodermia el cuerpo se está contraatacando, indicando que un Sistema inmunológico hiperactivo conduce a esta condición.

Sin embargo, nuevamente, creemos que tiene que haber algo en el exterior causando el problema en el cuerpo y sabemos que es la comida, químicos y otros factores ambientales.

Espondilitis Anquilosante

Esta es una condición que afecta la espalda y las vértebras, pero también se puede expandir a las costillas.

En este caso causará inflamación hasta el punto en que algunas vertebras se fusionarán, causando dolor de espalda y pérdida del movimiento.

Adicionalmente, si la espondilitis anquilosante se extiende a las costillas, esto hará que a la persona se le dificulte respirar profundamente.

Ocasionalmente, esta condición se puede desarrollar en otras partes del cuerpo, incluyendo los ojos, pelvis y hombros.

Gota

Actualmente la gota puede afectar diferentes articulaciones en el cuerpo, pero con mayor frecuencia, se encuentra en el dedo gordo del pie. Cuando la gota ataca, causa dolor severo, inflamación, enrojecimiento y sensibilidad alrededor de la articulación.

La gota se considera una forma de artritis, pero es muy compleja debido a su naturaleza. La causa médica actual de la gota es la acumulación de cristales de urato en la articulación a medida que el ácido úrico se acumula en la sangre.

Cuando se acumula demasiado ácido úrico en el torrente sanguíneo, esto puede permitir que los cristales se alojen en diferentes articulaciones.

Una vez más, los factores externos son los responsables de esta acumulación y pueden tener un efecto directo sobre si la persona desarrollará gota o no.

Fibromialgia

Por muchos años, las personas no entendían a la fibromialgia como una condición real. Esto es porque tiene una gran cantidad de condiciones generalizadas en todo el cuerpo.

En esencia, tiene un impacto sobre cómo el cerebro procesa el dolor y puede hacer que el dolor se sienta mucho peor.

Los síntomas de la fibromialgia incluyen:

- Dolor en el cuerpo, incluyendo un dolor sordo que nunca se quita. Algunas veces, ocurre por arriba de la cadera a ambos lados del cuerpo.
- Fatiga regular, ya que la condición causa dolor regular. Muchas personas desarrollan problemas para dormir incluyendo apnea del sueño y síndrome de piernas inquietas.
- Una condición que afecta la capacidad cognitiva, que a menudo se refiere como "fibrofog", término que proviene del inglés y que se refiere a momentos en que los pacientes con fibromialgia presentan pérdida de memoria y confusión mental. A las personas se les hace difícil enfocarse en las

tareas, prestar atención a las cosas que los rodean o concentrarse en las cosas que tienen que hacer.

Estos tampoco son los únicos síntomas de la fibromialgia. También puede causar dolor e inflamación de las articulaciones, depresión por el dolor crónico, dolores de cabeza y calambres abdominales.

Osteoporosis

La osteoporosis es una enfermedad de los huesos asociadas generalmente con las mujeres mayores. Se desarrolla a medida que los huesos se van haciendo más delgados y quebradizos.

La condición puede debilitar los huesos al punto que con solo tropezarte y caer te puedes romper uno o dos huesos.

Generalmente la osteoporosis afecta la espalda, las caderas y las muñecas. Los médicos indicarán que la osteoporosis es producto de la edad y la falta de calcio en los huesos, pero ese no es el caso.

A continuación, están unos hechos bastante importantes que quizás no conozcas:

- Un estudio realizado en la Universidad de Harvard encontró que tomar leche no hace nada para prevenir la osteoporosis, sino que también la leche puede causar la enfermedad. Las personas que consumieron menos cantidad de productos lácteos tenían menos posibilidades de sufrir osteoporosis. Y lo dice la Universidad de Harvard, no cualquier persona. Así ten cuidado cuando leas o cuando el médico te recomiende tomar leche.
- La Escuela de Medicina de la Universidad de Yale tiene un estudio en curso que vincula la osteoporosis directamente con el consumo de proteínas animales. Adicionalmente, un estudio en China respalda esta teoría, señalando que el consume de proteína animal hace que los huesos se disuelvan.
- En un estudio realizado por la Universidad de Tufts, se ha vinculado el ácido y otros químicos en las sodas a la osteoporosis.

Así que, ¿qué te dice esto? Cuando consumes comidas que tu cuerpo no puede utilizar y cuando estás expuesto a los químicos, tienes mayor probabilidad de desarrollar esta condición. Realmente no es un subproducto de la edad.

La idea misma de enfermedades autoinmunes implicaría que el cuerpo se ataca a sí mismo al azar.

Sin embargo, el cuerpo no tendría razón alguna para hacer eso a excepción de la introducción de químicos y productos que nuestro cuerpo no puede usar y productos que actúan como veneno en el cuerpo.

Así que, ahora que hemos visto qué puede estar funcionando mal en ti, es tiempo de ofrecerte la solución, y viene en la forma del Método Gerson. Eso es lo que vamos a discutir en el próximo capítulo.

CAPÍTULO 3: ¿QUÉ ES EL MÉTODO GERSON?

Desde 1930, el Método de la Terapia Gerson ha estado proporcionando alivio a las personas con artritis, así como con otras condiciones incluyendo la tuberculosis, cáncer y diabetes.

La idea de esta terapia es que utiliza el poder que tiene nuestro cuerpo de sanarse a sí mismo eliminando las toxinas y asegurando que está obteniendo los nutrientes que necesita.

Este método fue desarrollado por el Dr. Max Gerson, quien se tropezó con la habilidad de sus métodos después de tratar a un paciente con una dieta especial para combatir sus migrañas.

El mismo paciente tenía tuberculosis en la piel, y sus síntomas mejoraron cuando estaba en esta dieta. Cuando descubrió esto, Gerson comenzó a investigar la dieta con mayor detalle.

Dr. Max Gerson

Nacido en 1881 en Wongrowitz, Alemania, el Dr. Gerson fue a la escuela en Wuerzburg en Berlín, así como también en Friburgo.

Después que descubrió que su dieta para la migraña podía curar la tuberculosis en la piel, su tratamiento se hizo tan popular que el Hospital Universitario de Múnich le permitió utilizar sus instalaciones para realizar un ensayo clínico. De los 450 tratados, un total de 446 de esos pacientes se recobraron de su condición.

En 1938, el Dr. Gerson viajó a los Estados Unidos y pasó los exámenes de la junta para poder practicar medicina en Nueva York. Pronto, él fue capaz de hacer una presentación a los miembros de la junta del Subcomité del Congreso Pepper-Neely, mostrando cómo había sanado a pacientes con cáncer.

A través de sus estudios clínicos y su trabajo, Gerson publicó diferentes artículos y libros para mostrar cómo sus métodos habían sido extremadamente útiles al curar muchos tipos de enfermedades.

Charlotte Gerson

Después que el Dr. Gerson muriera en 1959, su hija, Charlotte, continuó su trabajo con el Método Gerson. Ella promocionó la terapia y pudo fundar el Instituto Gerson en 1977.

Ubicado en San Diego, California, este instituto continúa enfocándose en el tratamiento de una gran cantidad de enfermedades, incluyendo el cáncer y la artritis.

En adición al instituto en California, existen dos clínicas licenciadas que emplean el Método Gerson. Estas incluyen:

- La Clínica Gerson en México – Esta clínica licenciada permite a los pacientes visitar y quedarse por lo menos por dos semanas (lo ideal es tres semanas) para recibir tratamiento y terapia para una cantidad de condiciones diferentes. La clínica es todo incluido, lo que significa que el paciente puede pagar una cuota para cubrir su tratamiento, hospedaje y comidas por la estadía completa.
- El Centro de Salud Gerson en Hungría – Este centro está ubicado a las afueras de Budapest, ofrece sesiones de dos semanas para el tratamiento de una gran variedad de diferentes condiciones. Una vez más, cuando un paciente paga, el costo cubre su estadía, tratamiento y sus comidas. Las sesiones en esta ubicación deben seguir un horario, sin embargo, los pacientes tendrán que inscribirse para una sesión específica.

Todas las terapias ofrecidas en estos lugares y a través del Método Gerson se enfocan en liberar al cuerpo de las toxinas, así como de rectificar cualquier deficiencia nutricional asegurando que se consuman las comidas adecuadas y que se eviten todas las toxinas y químicos.

La terapia Gerson para mucho más que la artritis

Mientras el enfoque de este libro es la artritis, es muy importante discutir el hecho que el Método Gerson puede ser utilizado para una variedad de condiciones distintas, y ha probado una y otra vez ser extremadamente exitoso.

Estas condiciones incluyen:

- Cáncer (cáncer de seno, cáncer de próstata, cáncer pancreático, cáncer de colon, linfoma, melanoma y más).
- Diabetes.
- Condiciones autoinmunes.
- Enfermedad del corazón.
- Presión arterial alta.
- Desequilibrio de la tiroides.
- Hernia distal.
- Y más.

Muchas personas comienzan la terapia con la finalidad de tratar una condición, como la artritis y consiguen que otras enfermedades que tienen también mejoren.

Eso es porque el Método Gerson ha probado ser efectivo para una gran variedad de condiciones – y eso es porque gran cantidad de nuestras condiciones de salud están relacionadas directamente con lo que comemos y a lo que estamos expuestos.

Cuando eliminamos esas toxinas y venenos de nuestros cuerpos, ellos comienzan a funcionar adecuadamente sin enfermedades.

Medidas preventivas

En el resto de este libro, nos vamos a tomar el tiempo para enfocarnos en cómo implementar el Método Gerson en tu propia vida para curar tu artritis completamente.

Ese es el propósito de esta terapia - de no enmascarar los síntomas como lo hacen los medicamentos, sino de ayudar a tu cuerpo a sanar.

La terapia está diseñada para las personas que están enfermas, y los ayudará a recuperarse.

Pero si no estás enfermo y si estás buscando una forma para

permanecer saludable, entonces no puedes usar el método en sí como una medida preventiva.

Sin embargo, si no estás enfermo puedes seguir los principios del Método Gerson para una buena alimentación, y eso te ayudará a permanecer saludable. También puedes recomendar este tipo de dieta a un familiar cercano que no está enfermo, simplemente porque quieres cuidar de su salud.

Esos principios incluyen los siguientes (Recuerda: esto es solo para personas NO enfermas):

- Escoge solo alimentos orgánicos frescos, y eso significa nada de enlatados, preservados, GMO (Organismo Genéticamente Modificado, como el maíz) o congelados.
- Cocina los vegetales guisándolos en sus propios jugos para que conserven sus nutrientes.
- Los mejores vegetales son coles de Bruselas, alcachofas, remolachas, zanahoria, guisantes, tomates, acelgas, espinaca, col lombarda, coliflor y judías verdes.
- Las ensaladas son muy buenas, especialmente cuando combinas las lechugas, tomates, zanahoria, celeri (apio) y coliflor.
- Usa suficientes hierbas del jardín para darle sabor.
- La fruta, mientras sea fresca, es fantástica, así que escoge, plátano (cambur), manzana, bayas, naranja, toronja, uvas y más.
- Hornea o hierbe las papas. No las frías.
- Escoge pan que sea hecho con Centeno o harina de trigo integral. Evita cualquier cosa refinada.
- Come bastante avena.
- Para proteínas, elije pescado, huevos y almendras o avellanas.
- Solo toma una mínima cantidad de alcohol.
- Asegúrate de evitar las siguientes cosas: sal, nicotina, pescado ahumado, pimiento, jengibre, café, sodas y te con cafeína.
- Escoge tomar té de hierbas.

Como aprenderás después en este libro, hay ciertas partes del Método Gerson diseñados para curar la artritis. Estos incluyen los jugos y los enemas de café.

No tienes que añadir estos a tu dieta saludable, es decir, en el caso que no estés enfermo. Así que, si sigues estas reglas para tu mantenimiento saludable y preventivo, entonces podrás mantener una mejor vida.

Ahora que hemos discutido el Método Gerson y su historia, en conjunto con cómo puede ser utilizado para sanar otras enfermedades y las directrices que ofrece para una vida más saludable, podemos seguir con su implementación para que tu cuerpo se pueda sanar a sí mismo de la artritis sin importar el tipo de condición que actualmente tengas.

CAPÍTULO 4: RESTAURANDO LA SALUD

El paso a una vida saludable no tiene nada que ver con la medicación o intentar encubrir los síntomas de tu enfermedad. En vez, tiene que ver con darle realmente a tu cuerpo las herramientas que necesita para sanar por sí mismo.

De hecho, está en plena capacidad de sanar sin necesidad de ayuda externa.

A través de los años, sin embargo, ha sido privado de los elementos que necesita: nutrientes, y ha sido asaltado con toxinas.

De acuerdo al Método Gerson, las deficiencias nutricionales y la toxicidad son las dos cosas que están evitando que tu cuerpo sane por sí mismo.

Recuerda que, todos los días, tu cuerpo lucha por estar bien. El desea sanarse. Esto es porque para eso exactamente fue concebido. Sin embargo, cuando no tiene los nutrientes requeridos para luchar contra una enfermedad, no puede combatir esa batalla.

Adicionalmente, cuando está tratando con toxinas que constantemente luchan contra él, el cuerpo a menudo es atacado por cosas que lo hace enfermar.

Así que, los primeros pasos del Método Gerson se enfocaran en hacer que tu cuerpo se mueva en la dirección correcta.

Hiperalimentación

Cuando estas tratando con enfermedades serias, entonces tu cuerpo se está deteriorando. Probablemente has notado que has perdido el apetito, que no estás evacuando correctamente, y que simplemente te sientes mal.

Debido a esto, debes empezar a fortalecer nuevamente a tu cuerpo. La mejor manera de hacer esto es a través de los jugos y de la hiperalimentación.

De acuerdo al Diccionario Médico, la hiperalimentación es:

"La ingestión o administración de mayores cantidades óptimas de nutrientes."

Esencialmente, debido a que tu cuerpo ha sido deficiente por tanto tiempo, debes "exagerar" por un tiempo para hacer que los nutrientes vuelvan a tu Sistema. El Dr. Gerson encontró que la mejor forma de hacer esto es a través de los jugos.

Así que, lo primero que necesitarás hacer es seguir una dieta de hiperalimentación. Estos son los parámetros:

- Necesitarás comer tres comidas enteramente vegetarianas al día. Asegúrate que estas comidas incluyan vegetales frescos y orgánicos y prepáralos solo en sus propios jugos (ya te explicaré cómo).
- Necesitarás tomar un vaso de ocho onzas de jugo cada hora (13 jugos al día). Si te es imposible tomar los 13 jugos al día, toma la cantidad que puedas. Al menos deberías tomar 3 al día. Y si no puedes tomar las ocho onzas completamente, entonces puedes bajar el número de cuatro a seis onzas, y luego aumentar gradualmente.

El proceso de los jugos dependerá de tu condición, y diferentes jugos serán usados en el Método Gerson dependiendo de la enfermedad.

- Las zanahorias son frecuentemente usadas en los jugos porque estos vegetales están llenos de numerosos nutrientes saludables, incluyendo la vitamina A, el Potasio y la proteína.
- Las manzanas son una excelente fuente de potasio y de otros

nutrientes.
- Otros jugos tienen enzimas oxidantes, y estos ingredientes ayudarán a asegurarse que el flujo sanguíneo tenga suficiente oxígeno para eludir las enfermedades.

La gran ventaja de los jugos usados en este proceso es que ellos pueden ser ajustados dependiendo de la persona y de su condición. Por ejemplo, a los diabéticos se les pueden dar jugos que tienen niveles de azúcar más bajos.

El propósito principal de esta porción del método es el de remover la mayor cantidad de toxinas posibles mientras que se añaden los nutrientes requeridos. La desintoxicación es requerida pues las toxinas en tu cuerpo son las que evitan que te mejores.

El Problema del sodio

El Dr. Gerson entendió que las personas tienen papilas gustativas, y sabía que el inicio de esta dieta puede ser muy difícil debido a la ausencia de sodio (la sal contiene sodio, y mucho).

Lo que tal vez no sepas es que consumes una alta cantidad de sodio todos los días sin saberlo. En la dieta moderna, el sodio es todo. Es usado como un conservante y como un sabor. Sin embargo, debido a esto, las papilas gustativas se hacen inmunes a cualquier otro sabor.

Así que, cuando comienzas el Método Gerson, puedes encontrar que la comida es aburrida o tiene un sabor a paja o a cartón. Puede ser muy difícil hasta que tus papilas gustativas sean capaces a ajustarse sin el uso de la sal.

Sin embargo, el Dr. Gerson sí dio una solución: puedes usar ajo fresco tanto como quieras, lo cual será útil a la hora de consumir tus tres comidas diarias. Por los tres primeros días, añade tanto ajo como desees.

Sin embargo, en la medida que tu cuerpo se ajuste y tus papilas gustativas sean capaces de adaptarse a través del fatal efecto del sodio, encontrarás que puedes realmente disfrutar de muchos sabores y características de la comida.

Aquí un pequeño secreto: los sabores son muy fuertes en vegetales y frutas frescas y orgánicas. No puedes disfrutar de estos sabores al principio. Sin embargo, solo debería tomar unos pocos días para recuperar esos sabores.

La importancia del descanso

¿Sabes por qué duermes? Por supuesto, la razón más obvia sería que duermes para dejar de estar soñoliento. Sin embargo, la razón real de que el cuerpo tiene sueño es que necesita tiempo para sanar y recuperarse. Ese es el verdadero propósito de dormir.

Así que, ese es otro problema que tiene la gente cuando caminan enfermos. No solo las toxinas aumentan y faltan los nutrientes, sino que tampoco están obteniendo el sueño reparador que el cuerpo necesita. Es simplemente una mala receta.

Esto significa que la última parte del proceso de hiperalimentación es el descanso y sueño que tu cuerpo necesita.

Algunas recomendaciones que necesitarás seguir:

- Comienza acostándote a las 10 pm. En la medida que te quedes despierto más tarde, más privas a tu cuerpo del sueño y la curación que necesita.
- Asegúrate de tomar al menos una siesta de una hora todos los días después del almuerzo. Si no puedes hacerlo por el trabajo, no importa.
- Duerme tanto como tu cuerpo necesite. No sientas que debas limitarte. Si estás cansado, necesitas descansar.

Durante este proceso, hay una gran posibilidad de que te despiertes en la noche sediento. Eso es porque tu cuerpo se está liberando de las toxinas y eso puede crear sed excesiva.

No necesitas beber agua en este momento. El agua diluirá los ácidos en tu estómago, y eso significa que el estómago no podrá degradar la comida y extraer sus nutrientes.

En vez, cuando tengas sed, bebe té de hierbabuena o manzanilla. Estos te ayudarán a descansar, ayudarán a convertir los ácidos en tu estómago, y hasta facilitarán el proceso digestivo

Detoxificación

Otra parte importante de preparar a tu cuerpo para sanar es la detoxificación. Eso es porque en estos momentos, hay una gran cantidad de toxinas dentro de ti que hacen que no puedas aliviarte. Cada día, estás expuesto a:

- Aditivos.

- Pesticidas.
- Químicos para la limpieza.
- Otras Toxinas.

Como resultado, tu hígado ya no está funcionando apropiadamente. Esto es porque el trabajo del hígado es remover las toxinas y limpiar el torrente sanguíneo. Sin embargo, cuando es abrumado a tal extensión, simplemente no puede seguir funcionando.

Si no usas el Método Gerson en la forma correcta descrita, podrías realmente dañar a tu hígado. Eso es porque habrá una rápida liberación de las toxinas en la medida que tu cuerpo se limpie así mismo. Si estas toxinas no son removidas, el resultado puede ser veneno para el hígado el cual puede hacer un daño permanente.

Por eso, además de usar esta dieta, debes usar enemas de café como será discutido más adelante en este libro. Estos enemas removerán las toxinas de tu cuerpo muy rápidamente y asegurarán que no debas preocuparte por tu hígado.

Eliminar estas toxinas será un importante primer paso para poner a tu cuerpo en el camino correcto de la curación, así que asegúrate de desintoxicar a tu cuerpo como parte del proceso.

Como se mencionó, trataremos el proceso de enemas de café más adelante en este libro.

Ejercicio

Por supuesto, como mencionamos, el descanso será una parte muy importante de sanar, pero el ejercicio puede ser tan importante.

A pesar de que estás atravesando el proceso de curación y quizás no siempre sientas ganas, el ejercicio a cierto nivel es una obligación. Esto es especialmente cierto si reúnes ciertas condiciones como obesidad, alta tensión arterial, o diabetes.

El ejercicio debe ser suave, sin embargo, si no estás en capacidad de hacer algo está bien.

No debes nunca extralimitarte. Podría causar más daño que bienestar. En vez, puedes evitar el ejercicio para permitir que tu cuerpo sane. En unas pocas semanas, encontrarás que podrás hacer ejercicios suaves rápidamente, como caminar.

Añadiendo nutrientes

En los primeros días de este tratamiento, solo debes seguir todo lo descrito anteriormente.

Eso es porque tu cuerpo no podrá manejar todos los nutrientes extras que realmente necesita. Incorporarlos muy rápidamente puede causar malestares digestivos y hacerte sentir muy mal.

Así que, hasta que tu cuerpo haya tenido tiempo para adaptarse a los jugos y a las comidas vegetarianas, no añadas suplementos, Sin embargo, una vez que te hayas adaptado, hay varios suplementos naturales que necesitarás. Estos incluyen los siguientes:

Potasio

Cuando estás enfermo, no tienes suficiente potasio en tu sistema. Este mineral juega un importante rol al evitar que demasiado sodio se sature dentro de tus células. Eso puede resultar en enfermedad.

Así que, uno de los primeros suplementos que debes añadir en tu dieta será el potasio.

Niacina

Un suplemento de este tipo ayudará a fortalecer el hígado al restaurar los niveles de glicógeno.

Sin embargo, durante el proceso de incorporar la niacina en tu sistema, podrá que los capilares, especialmente en tu pecho, puedan ponerse rojos y hasta con picazón.

Éste es un efecto bien conocido que es llamado "la descarga de niacina". No es peligroso y desaparecerá rápidamente.

Vitamina B12

La mejor forma de obtener la vitamina B12 que tu cuerpo necesita es con una inyección en el hígado. Ésta es una inyección colocada en el músculo medio del glúteo y está diseñada especialmente para estimular la salud del hígado.

Ten presente que como el hígado contiene todas las toxinas a las que tu cuerpo está expuesto, él mismo será tóxico. Es peligroso para tu cuerpo y hasta que recuperes tu salud, necesita ser el foco principal de tu curación.

Esta inyección te ayudará hacer esto mientras que le da a tus células blancas y rojas el estímulo que necesitan para proporcionar los nutrientes saludables al hígado.

Solución de Lugol

Ésta es una solución de especialidad que está diseñada para estimular la salud de tu tiroides.

Esta glándula es muy importante para tu cuerpo. Mantiene tu metabolismo y controla tu temperatura corporal. Como resultado, tiene un impacto masivo en tu sistema inmune.

Una gran parte de tu proceso de sanación será asegurar que tu cuerpo tenga un sistema inmunológico lo suficientemente fuerte para ganar la batalla contra las enfermedades.

Manejando el Dolor

Obviamente, uno de los problemas más grandes de la artritis será el dolor, y es por eso que el Dr. Gerson creó algo llamado la Triada especialmente para ayudar a manejar el dolor mientras el cuerpo está sanando.

Una vez que comiences este método y tu cuerpo empiece a recuperarse, entonces esta Triada no será necesitada más, pero para empezar, sigue esta fórmula.

- Una tableta de Niacina (50 mg).
- Una tableta de Vitamina C (500 mg).
- Una aspirina regular (325 mg).

Puedes tomar esta combinación cada cuatro horas a lo largo del día para manejar tu dolor.

En la medida que continúas en el Método Gerson, sin embargo, encontrarás prontamente que ya no lo necesitas.

Todo lo que hemos discutido en este capítulo te permitirá tomar los primeros pasos hacia la curación a través del Método Gerson. Sin embargo, esto es solo el comienzo. También deberás hacer cambios en tu vida, y eso incluye asegurarte de que todo en tu hogar satisfaga el

Método Gerson. Eso es lo que discutiremos en el próximo capítulo.

CAPÍTULO 5: HACIENDO TU HOGAR AMIGABLE A GERSON

Hay muchos cambios que necesitarás hacer en tu hogar para que estés saludable y sigas el Método Gerson.

Recuerda que no te enfermaste en solo unos pocos meses. Tomó años y años, así que ten en cuenta que puede tomar un tiempo para sobrellevar esta enfermedad.

Dependiendo de lo severo que sea tu condición (huesos deformados), puede tomar hasta dos años para estar sano completamente. Y eso se debe a que el tejido óseo no se regenera rápidamente como puede hacerlo la piel o el tejido de ciertos órganos.

Así que, aunque vayas a un centro de tratamiento del Método Gerson, necesitarás hacer unos cambios dentro de tu hogar para que puedas continuar siguiendo el método al llegar a tu casa.

Lo primero que debes hacer es eliminar todos los químicos tóxicos que están en tu casa. Esto incluye pesticidas, soluciones limpiadoras, jabones y químicos, y todas las herramientas que hacen a otras tóxicas.

No te preocupes. Vas a reponer todas estas cosas por otras con opciones más seguras y saludables. En el resto del capítulo, vamos a repasar como puedes crear un hogar más saludable que tenga la aprobación Gerson.

Obviamente, no importará si eliminas las toxinas de tu cuerpo y luego reintroduces esas mismas toxinas a tu propio hogar. Así que, es muy importante que sigas estos pasos.

La Cocina

Obviamente, la cocina será un lugar muy importante para tu curación. Eso es porque en la cocina, estarás creando los jugos y preparando las frutas frescas que necesitas para que puedas estar sano.

Así que, una vez que remuevas todas las toxinas de tu hogar (y eso incluye limpiadores de cocina y otros químicos), puedes comenzar a equipar tu cocina con todas las cosas que necesitarás para que puedas seguir este proceso correctamente.

Aquí tienes una lista del equipo que necesitarás estar seguro de tener:

- Refrigeración – Como vas a tener vegetales y frutas frescas y orgánicos para todas tus comidas y jugos, necesitarás mucho espacio de refrigeración para almacenar todo. Casi todo tipo de fruta o vegetal necesitará refrigerarse. Es recomendable que tengas un refrigerador grande.
- El extractor de jugo – Ya que los elementos de curación más importantes en el Programa Gerson son los jugos recién hechos y orgánicos, estos deben de ser de la mejor calidad posible. Por lo tanto, es esencial elegir la JUGUERA más eficaz, una que aguante el uso constante durante dos años o más.

  Hay muchos modelos en el mercado. La más sencilla y económica es la de tipo centrífuga, que fue una de las primeras disponibles al público. Pero este modelo desperdicia mucho, produce jugos deficientes en enzimas y NO sirve para curar. Para casos de artritis, las llamadas jugueras masticadoras servirán para el tratamiento, ya que extraen la cantidad suficiente de jugo, preservando las enzimas. Algunas de las jugueras que sirven para tratar la artritis son:
  - Champion.
  - Angel.
  - Green Star.
  - Green Power.
  - Solo Star.
  - Hurom Slow.
  - Omega (solamente modelo masticadora).
- El Horno – Puede ser muy difícil garantizar que tienes el horno correcto para cocinar tus vegetales. Un modelo eléctrico no mermará el oxígeno de tu hogar, pero puede ser

muy difícil de controlar en cuanto a la intensidad de calor. Un horno a gas puede ser controlable, pero usará oxígeno, lo cual es algo que realmente debes sanar. La mejor opción es que compres un horno a gas y luego instales una máquina de ozono que produzca más oxígeno para tu hogar. Sin embargo, ten mucho cuidado pues el oxígeno puro puede ser inflamable.

- El Microondas – Es el momento de botar esto. Somos una generación que espera comodidad, y el microondas parece que ofrece eso mismo, pero este electrodoméstico es muy dañino para ti en más de una forma. Para empezar, hay muchos estudios de investigación que indican que el microondas realmente cambia la comida a un nivel molecular y elimina completamente cualquier cosa buena en la comida. Adicionalmente, el microondas calienta la comida de forma desigual y creará puntos calientes que pueden quemarte. Es simplemente mejor evitar el microondas.
- Ollas – El aluminio es perjudicial para ti. Su uso ha sido vinculado con la enfermedad de Alzheimer y es ciertamente toxico para ti. Cuando usas ollas y sartenes de aluminio, este metal es transferido a tu cuerpo cada vez que cocinas. Así que, debes botar todo lo de aluminio y escoger materiales para cocinar como acero inoxidable, hierro fundido y vidrio.
- Utensilios – Lo mismo es verdad para los cubiertos. No uses aluminio. En vez, escoge el acero inoxidable para tus cubiertos y los utensilios para cocinar deberán ser de acero inoxidable o madera.
- Ollas de Presión – Debes de dejar de usarlas, también. Mientras que pueden parecer convenientes, puede en verdad remover todos los nutrientes de tu comida. Como necesitas cocinar muy lentamente para asegurar que las comidas sean nutritivas, las ollas de presión son una mala opción.
- Filtro de Agua – Aunque no beberás agua, la necesitaras para los enemas y los tés naturales y para cocinar. El agua que uses debe estar libre de químicos, incluyendo al cloro y flúor. La mejor forma de garantizar esto es comprando un purificador o destilador, pero también puedes comprar agua destilada si lo prefieres.

Una vez que tengas tu cocina apropiadamente equipada, podrás avanzar con los siguientes pasos para tu casa.

Artículos de limpieza

Obviamente, debes mantener tu hogar limpio para garantizar que esté libre de gérmenes y bacterias.

Sin embargo, los artículos de limpieza están llenos de toxinas y químicos. No puedes comprarlos en la tienda pues solo te seguirán enfermando.

Por eso, debes empezar a usar artículos de limpieza que han sido aprobados por el Método Gerson para mantenerte seguro de toxinas y químicos.

Aquí está una lista de diferentes cosas que son aceptados o no a usar en tu hogar

Cloro

El cloro es usado en casi todos los limpiadores que puedas encontrar para la cocina y hasta para tu hogar. También es usado libremente en el agua de grifo y en las piscinas.

El problema es que es extremadamente toxico y te puede hacer enfermar. Debes evitarlo a todo costo.

Si decides comprar un limpiador comercial, lee absolutamente todos los ingredientes y asegúrate que no incluye cloro.

Mezcla partes iguales de vinagre de malta y agua para crear un limpiador que puedas usar en las superficies de la cocina y el baño. Usa vinagre blanco en otras superficies como la madera.

Solventes

Creemos que necesitamos solventes para mantener las cosas limpias, pero están llenos de químicos fuertes. Deberías evitarlos a toda costa, pero si te encuentras en una situación donde los debas usar, hazlo al aire libre donde se disipará y no lo estarás respirando.

Jabón para platos

Este jabón puede contener químicos peligrosos, pero hay una forma fácil de asegurar que no los tenga al momento de usar un plato. Tu máquina de lavaplatos está programada para tener dos ciclos de lavado y uno de enjuague.

Como solo estarás comiendo vegetales frescos, no necesitas ese sistema de dos ciclos de lavado.

En vez, programa tu máquina de lavaplatos a tener un ciclo de lavado y dos de enjuague. Esto garantizará que todo el jabón haya sido removido para el momento que uses los platos.

Jabón de Ropa

En la mayoría del tiempo, no deberías tener problemas usando detergente de ropa si te aseguras que el jabón ha sido enjuagado completamente de la ropa antes de usarla. Es una buena idea lavar tu ropa con dos ciclos de enjuague.

Suavizante

Deberás no seguir usando suavizante de ropa pues deja residuos químicos dañinos en tu ropa. Si te preocupa que tu ropa esté suave, considera añadirle vinagre blanco destilado a tu lavadora. Esto suavizará tu ropa sin los químicos.

Aerosoles

Obviamente, estos no debes usarlos. Estos liberan químicos al aire y hace imposible que evites respirarlos. No importa el producto, debes siempre evitar los aerosoles, incluyendo insecticidas, limpiadores, lascas de cabello o cualquier otra cosa.

Limpiador de Ventanas

Cualquier limpiador de ventanas puede ser peligroso para ti, y aunque no sea en aerosol, estarás respirándolo cuando sea rociado en el aire. La mejor forma de limpiar tus ventanas es usando vinagre blanco aplicado a una hoja arrugada de periódico.

Aunque quizás tendrás que hacer ciertos ajustes para acostumbrarte a la nueva forma de limpiar tu casa, ciertamente valdrá la pena una vez que estés saludable. Ya no querrás esas toxinas dentro de tu hogar.

El Baño

En el baño, tendrás que observar todo cuidadosamente. Eso incluye lo que usas para limpiar y lo que usas para limpiar tu cuerpo. En cuanto a los limpiadores del baño, evita cualquier cosa que contenga cloro. Igual, es mejor usar vinagre blanco para limpiar las superficies.

En cuanto a lo que concierne a tu cuerpo, lo primero que debes recordar es que tu piel puede absorber toxinas. Es una superficie permeable a cierto grado y eso significa que debes escoger cuidadosamente lo que le vayas a aplicar a tu piel.

Debes escoger solo limpiadores orgánicos y libres de químicos para lo siguiente:

- Cosméticos
- Crema después de afeitar
- Jabón
- Champú
- Pasta de Dientes
- Crema y Loción
- Bálsamos
- Desodorante
- Fragancias

Asegúrate de evitar completamente desodorantes, laca para cabello y otros productos en aerosol. Ellos estarán en el aire y los respirarás. Como resultado, estarás metiendo toxinas en tu cuerpo.

Gracias al movimiento hacia lo orgánico, puedes encontrar estos productos disponibles de diferentes fuentes, incluyendo tiendas locales y artesanos en línea.

En lo que concierne al cuidado de tus dientes, la higiene dental es una obligación. Crecerán bacterias en tus dientes y encías, y esa bacteria puede llegar al torrente sanguíneo y ser tóxico.

Sin embargo, no deberás cepillarte con cualquier pasta de diente que contenga flúor. Busca una opción orgánica, la cual estará disponible en muchas tiendas, negocios o artesanos. No uses bicarbonato de sodio para limpiar tus dientes. Tiene sodio.

Asegúrate de enjuagarte con agua destilada después de cepillarte, pues el agua de grifo tendrá cloro y otros químicos.

La pintura

Durante el proceso de sanación mientras estás en la terapia del Método Gerson, no debes nunca pintar en tu casa. Esto libera todo tipo de químicos al aire, y aunque dejes las ventanas abiertas, los químicos llegarán a tu piel y a tus pulmones. Si las paredes se ensucian, lávalas con agua y jabón.

Tus áreas exteriores

En tu propiedad, no uses pesticidas o cualquier tipo de aerosol. No podrás controlar lo que tus vecinos hagan, sin embargo, si usan pesticidas en aerosol, tendrás que tomar unas medidas extras para protegerte.

Esto incluye mantener las ventanas y puertas cerradas y usar un limpiador o purificador de aire. Debes limitar tu exposición a estos químicos tanto como sea posible.

El dentista

Antes de terminar este capítulo, aquí hay una nota extra. Si tienes empastes de plata en tus dientes, esos empastes contienen pequeñas cantidades de mercurio. Hasta una pequeña cantidad de mercurio puede ser tóxica. Se ha relacionado con demencia y se acumulará en tu sistema envenenándote.

Así que no deberás:

- Colocarte empastes de plata.
- Remover empastes de plata
- Limpiar o pulir empastes de plata

Es importante evitar estas cosas durante el periodo de tratamiento. Eso es porque limpiar o remover un empaste puede liberar mercurio en tu boca y por ende en tu cuerpo.

Una vez que sigas todas estas recomendaciones, tu hogar estará preparado para asegurar que el Método Gerson funcione.

Necesitas eliminar todas las toxinas a las que tu cuerpo pueda estar expuesto, por tanto, revisa tu hogar y elimina cualquier cosa de naturaleza química. Luego, sigue estas reglas para almacenar, limpiar y cuidar tu hogar.

Si sigues todas las partes del Método Gerson, pero mantienes los químicos en tu hogar, estarás fallando en la terapia. No puedes eliminar las toxinas de tu cuerpo si estás rodeado de ellas. No estarás permitiendo que funcione el método y te mantendrás enfermo.

Ya hemos discutido ampliamente sobre la comida anteriormente en este libro. Sin embargo, en el próximo capítulo, detallaremos detenidamente qué comidas deberás incluir en tu dieta y qué deberás evitar.

CAPÍTULO 6: ESCOGIENDO LAS COMIDAS ADECUADAS

La comida es una de las partes más importantes del Método Gerson, y por una muy buena razón. Lo que tú introduces en tu cuerpo tendrá un impacto masivo en tu salud.

Si consumes toxinas y venenos, te enfermarás. Cuando consumes las cosas que tu cuerpo realmente necesita, entonces estarás saludable. Esto es porque tu cuerpo es capaz de sanarse a sí mismo. Sin embargo, si le faltan cosas y lo llenan con toxinas, no será capaz de hacer esto.

Lo más importante que tienes que recordar sobre tus elecciones de comida es:

> *"Comer saludable no se trata de estrictas limitaciones dietéticas, de permanecer irrealísticamente delgado o de castigarte a ti mismo. Se trata de sentirse bien, tener más energía y estabilizar tu humor." (Healthy Eating, n.d.)*

Si sigues las reglas dietéticas del concepto de Gerson para mantenerte sano, encontrarás que eres capaz de mantener un peso saludable y te sentirás mejor.

Incluso con el método actual para curar la artritis, no estarás tan restringido. Ese no es el propósito. En cambio, el propósito es proporcionarte con los nutrientes que tu cuerpo necesita asegurando que no estás introduciendo toxinas en tu sistema.

Antes de hablarte de las comidas que no puedes consumir en el Método Gerson, vamos a ver algunas reglas. Son realmente simples.

- Los sustitutos del azúcar son tóxicos: te harán enfermar, en especial el aspartame, el cual es utilizado en una gran variedad de productos "dietéticos" como NutraSweet.
- La sal es tóxica para tu cuerpo, sin embargo, se utiliza constantemente en las comidas procesadas. Por esta razón debes evitar las comidas procesadas. Si no quieres ingerir las toxinas debes evitar el sodio.
- Debes evitar los alimentos agrícolas industriales, como las frutas y vegetales. Estos productos industriales están llenos de pesticidas, químicos para asegurar su crecimiento y químicos para asegurar que se vean y sepan bien. Debes escoger todo orgánico y fresco (recuerda siempre esto).
- Todas las comidas procesadas son malas, y eso significa que debes evitar comidas congeladas, enlatados, empaquetados, en tarros, para microonda, ahumado, encurtido, salado o cualquier otra cosa. Todos estos procesos incluyen aditivos que son tóxicos para tu sistema.
- Cuando escoges frutas y vegetales, no confíes en las personas que te dicen que son orgánicos. Solo escoge los artículos que están certificados como orgánicos. Estas serán las comidas que tienen los nutrientes que tu cuerpo necesita sin todas las toxinas.

Cuando tomas en cuenta estas reglas, es entonces que estarás en capacidad de tomar decisiones inteligentes para tu salud, y estos son los principios del Método Gerson.

Realmente es importante que sigas estas reglas al pie de la letra. Romperlas incluso una o dos veces echará para atrás tu progreso e introducirá veneno en tu cuerpo.

Comidas malas

Ahora que hemos revisados las reglas básicas, ahora tenemos que discutir sobre las comidas que debes evitar totalmente.

Esta lista es absoluta. Si comes cualquier cosa de esta lista, entonces vas a perjudicar a tu cuerpo, así que, si intentas seguir el Método Gerson y curar tu artritis, no comas estas comidas:

- Bebidas Alcohólicas – Necesitas dejar de beberlas completamente.
- Cítricos.
- Aguacates (también llamado palta).
- Todos los tipos de bayas – Solo puedes comer pasas. Las demás no.
- Bicarbonato de Sodio – Generalmente es usado para hornear y es las pastas de diente. Elimínala completamente. Busca bicarbonato de sodio en las etiquetas de ingredientes.
- Bebidas Comerciales – Esto se refiere a los refrescos tanto de botellas como de latas.
- Cosas dulces – Incluyendo tortas, chocolates, caramelos y otras confiterías. No tienen ningún valor nutricional y están llenos de azúcar y grasa.
- Quesos – Contienen productos lácteos y como discutimos con anterioridad, los productos lácteos son muy malos para ti.
- Café – Esto se refiere específicamente a la bebida. Después discutiremos la importancia de los enemas de café.
- Crema – Una vez más, este es un producto lácteo.
- Pepino – No son fáciles de digerir y simplemente no son la opción ideal para tu sistema.
- Frutas secas – Estas versiones procesadas de frutas generalmente son glaseadas con aceite e incluso contienen sulfuro.
- Agua de grifo – Como se mencionó, esta contiene químicos incluyendo cloro. No la puedes tomar en ninguna forma. Así que necesitas un destilador como discutimos anteriormente o necesitarás comprar agua destilada.
- Grasas y aceites – El único aceite que puedes tomar es el de linaza.
- Harina y productos derivados de la harina (ya sea refinada o integral) – Esto incluye pan, pasta y tortas, así como cualquier cosa que contenga harina.
- Hierbas – Hay hierbas permitidas, pero lo que no está en la lista de alimentos permitidos no lo puedes consumir.

- Helado – No solo contiene crema, también contiene edulcorantes artificiales y aditivos.
- Sorbetes o postre helado – Aunque no contiene lácteos, sí contiene aditivos que son tóxicos.
- Granos (Leguminosas) – Serán añadidos posteriormente en alguna medida, pero para la mayor parte del Método Gerson, no los puedes consumir.
- Leche – Incluye la leche en todas sus formas, tanto completa como descremada.
- Champiñones – Son hongos y no ofrecen ningún valor nutricional.
- Pepinillos – Estos son pepinos procesados.
- Piñas – Contienen grandes cantidades de aceites aromáticos que no son saludables para ti.
- Nueces – Mientras que la mayoría de las personas piensan que son Saludables, tienen demasiada grasa y realmente no tienen las proteínas que tu cuerpo necesita.
- Soya – Esto incluye todos los productos hechos de soya, incluyendo leche, harina o cualquier otra cosa.
- Especies – Estos no incluyen el ajo.
- Brotes.
- Azúcar – Y esto significa en cualquier forma, incluyendo la azúcar blanca refinada y los sustitutos de azúcar.
- Té – Esto no incluye el té orgánico, pero sí el té negro o verde los cuales contienen cafeína y otros aditivos. Algunos de ellos incluyen formas naturales de flúor, el cual es tóxico.
- Jugo de pasto agropiro
- Mantequilla – Este es otro producto que contiene derivados lácteos que están prohibidos.
- Queso Ricota – Incluye todas sus formas, incluso las versiones libres de grasa y sal.
- Huevo.
- Pescado.
- Otro tipo de carnes.
- Yogurt – Esto es un derivado lácteo que es fermentado.
- Y cualquier otra proteína animal que me haya olvidado incluir anteriormente.

Probablemente en esta lista hay unas cuantas cosas que te sorprenden porque están altamente reconocidos por sus propiedades nutricionales.

Los dos que más te debieron de sorprender son los productos de soya y los brotes. Vamos a hablar de ellos un momento para que entiendas por qué consumirlos es tan mala idea.

Los problemas de la soya

Probablemente has escuchado una y otra vez que la soya es tan saludable para ti y que es la mejor opción para vegetarianos que no obtienen suficientes proteínas de su dieta.

El problema es que no es saludable para ti y realmente te puede enfermar.

Veamos por qué:

- Hay un aceite en la soya que es bien conocido por crear más de dos docenas de reacciones alérgicas diferentes, las cuales le pueden ocurrir a muchos individuos.
- En la soya hay ácido fítico. Este ácido hará que no puedas absorber los minerales que necesitas para mantenerte saludable.
- En la soya hay inhibidores de enzimas. Las enzimas se necesitan para mantener tu sangre saludable y están contenidas específicamente en los jugos que estarás tomando.

Así que, a pesar de lo que habrás escuchado, la soya no es buena para ti ni para NADIE. Te puede enfermar y puede frustrar por completo tus intentos de estar saludable.

Los problemas con los brotes

Desde que empezó la locura de la comida sana, muchas personas fueron a tiendas de comida natural para comprar brotes y así comerlos regularmente en ensaladas.

Probablemente te han dicho en repetidas oportunidades que los brotes son una buena opción para ti. Sin embargo, están completamente prohibidos en el Método Gerson.

¿Sorprendido? Aquí te explicamos por qué no los puedes consumir.

Estudios realizados por profesionales del Método Gerson muestran que los brotes están directamente asociados con desarrollar enfermedades incluyendo el cáncer.

Así como los movimientos de comida sana han promocionado los brotes, también han transformado el jugo de pasto agropiro en una fuente saludable de nutrientes.

Mientras que el jugo de pasto no tiene muchos nutrientes benéficos en él, sí tiene problemas. Es muy difícil de digerir y te causará más daño que bien. Adicionalmente, los jugos que utilizas en el Método Gerson tendrán bastantes nutrientes y serán muy digeribles.

Cítricos

Como estás buscando curar tu artritis, debes evitar todos los cítricos ya que pueden tener efectos secundarios. Por lo que tendrás que dejar la lima, limón, naranja, toronja, mandarina, etc.

Es muy importante que sigas todas estas reglas en lo que respecta a las comidas que están prohibidas. No rompas las reglas en lo absoluto porque de una u otra manera éstas tienen toxinas y no son fáciles de digerir.

El propósito del Método Gerson es darle a tu cuerpo las herramientas para sanarse, y eso significa obtener los nutrientes adecuados y eliminar las toxinas. Consigue esto eliminando las comidas prohibidas y comiendo adecuadamente, lo cual discutiremos a continuación.

Alimentos buenos

Después de leer la lista de lo que no puedes comer, debes estar completamente en estado de shock, hasta el punto de estar preguntándote qué puedes comer.

Hay una gran cantidad de cosas saludables que podrás tener en tu dieta. Ya hemos hablado de ellas, de alguna manera, a través del libro.

A fin de cuentas, esto es un pensamiento aterrador. Considera esto. Si leíste la lista y pensaste que no tendrías nada de comer, hay una buena razón para esto.

Has sido criado en el mundo moderno de las comidas procesadas. Has aceptado todas las toxinas y venenos. Has estado de acuerdo con la falta de nutrientes. Como resultado, tu cuerpo ha sufrido, pero esto no lo has visto.

Tampoco es tu culpa. Simplemente tiene que ver con que vives en un mundo de conveniencia.

Eso está bien, porque pronto vas a aprender las comidas disponibles para ti. No solo saben mejor, también son mejor para ti.

Tu dieta completa del Método Gerson estará basada en plantas, y eso es muy bueno. Tu cuerpo está hecho para las plantas y no las carnes.

Estas comidas contienen nutrientes saludables incluyendo enzimas, minerales y vitaminas. Las carnes que estás comiendo ahora no tienen esas cosas, y todo lo bueno que pueden tener serán anulados por los venenos que tienen.

Las comidas procesadas no contienen nada bueno para ti. Esto es porque les han eliminado los nutrientes, y el procesamiento le añadió toxinas.

Cuando comienzas tu recorrido por el Método Gerson, encontrarás que no hay mucho que descubrir con las comidas a base de plantas. Piénsalo cuando visites la sección de alimentos naturales.

Estas comidas están llenas de color y sabor, también. Tus papilas gustativas están a punto de embarcarse en un maravilloso viaje y tú vas a disfrutar de comidas que nunca antes habías probado.

La regla principal que debes recordar cuando escojas tus comidas es que deben ser certificadas como orgánicas y debes buscar eso específicamente.

No te quedes con signos que dicen que son orgánicas. Asegúrate que realmente lo sean. Eso es porque las frutas y los vegetales certificados como orgánicos NO:

- Estarán expuestos a pesticidas.
- Serán sembrados en suelos llenos de químicos.
- Serán modificados genéticamente.
- Serán expuestos a químicos y fertilizantes.

Las comidas orgánicas son frescas y naturales, lo que significa que solo contienen nutrientes y nada malo para ti.

Si no sabes dónde comprar alimentos orgánicos, busca lo siguiente en Google:

- "alimentos organicos" seguido del nombre de tu ciudad (si vives en Bogotá, escribirías "alimentos organicos bogota". Sin las comillas).
- "verduras organicas" seguido del nombre de tu ciudad.

- "productos organicos" seguido del nombre de tu ciudad.

Están surgiendo cada vez más negocios dedicados a comercializar productos orgánicos. El mercado está creciendo demasiado rápido porque el mundo se está dando cuenta que, si uno quiere estar sano, hay que comer sano.

Hasta ahora, quizás probaste de todo, pero arruinaste tus papilas gustativas con la sal, pimiento y otros condimentos. No sabes lo que significa realmente saborear las comidas que comes.

Como eliminarás el sodio de tus comidas, estarás en la capacidad de disfrutar el verdadero sabor de las comidas naturales.

Al principio, encontrarás la comida sin sabor, pero pronto, podrás sentir todos sus sabores y disfrutar cada bocado.

Aquí está una lista de las comidas preferidas a incluir en tu dieta del Método Gerson:

- Esparrago
- Manzana Verde
- Albaricoque (damasco)
- Alcachofa (alcaucil)
- Rúcula
- Remolachas (betabel)
- Brócoli
- Azúcar Orgánica
- Rábano picante (rallado)
- Col Roja
- Zanahoria
- Coliflor
- Celeri (apio)
- Acelga
- Cereza
- Achicoria (escarola, radicheta)
- Cebollín
- Cilantro
- Maíz (limitado)
- Pasas de corintio
- Berenjena

- Escarola (endibia)
- Aceite de Linaza
- Pasas
- Frutas Frescas
- Ajo
- Uvas
- Granos Verdes
- Miel (¡sí, algo bien dulce!)
- Repollo Rizado
- Ajo porro
- Lechuga
- Mango
- Melón
- Avena
- Cebolla
- Perejil
- Melocotón (durazno)
- Pera
- Pimentón Rojo y Verde
- Ciruela
- Papa
- Rábano
- Ruibarbo
- Arroz Integral (limitado)
- Lechuga Romana
- Pan de Centeno (limitado)
- Pimienta de Jamaica
- Anís
- Hojas de Laurel
- Cilantro
- Eneldo
- Hinojo
- Macis
- Mejorana (mayorana)
- Romero
- Salvia

- Azafrán
- Estragón
- Tomillo
- Acedera (vinagrera)
- Auyama
- Batata
- Acelga Suiza
- Tomates
- Vinagre de Vino Rojo
- Vinagre de Cidra
- Berro
- Ñame
- Calabacín

En adición a esas comidas preferidas, hay algunas que son limitadas.

- Plátano o banana – Puedes comer uno a la semana.
- Jarabe de Arce y Melaza – Solo en pequeñas cantidades una vez al día.
- Pan de centeno: ya sea en el almuerzo o en la comida, y después de que el paciente haya consumido los alimentos necesarios, él o ella pueden comer una rebanada de pan de centeno orgánico SIN SAL. Sin embargo, el pan no debe ser el que satisfaga el apetito o tomar el lugar de alimentos esenciales.
- Arroz integral: te lo recomiendo después del cuarto mes con la terapia. Solo dos veces a la semana.
- Legumbres: después del sexto mes de la terapia. Solo dos veces a la semana.

Es importante que entiendas lo que puedes y no puedes comer, así que solo come las que están en esta lista.

Preparación de la comida

Además de escoger los alimentos adecuados, necesitarás asegurarte de prepararlos adecuadamente. La manera que preparas tus comidas tendrán un impacto en cuan nutritivas son para tu cuerpo. Si las cocinas de manera equivocada, le quitarás todos los nutrientes y hasta le puedes añadir toxinas a esas comidas.

Una vez que hayas equipado tu casa y tu cocina y hayas eliminado todas las comidas prohibidas, tendrás todo lo que necesitas para preparar tus comidas.

Aquí tienes unas reglas básicas a seguir para la conservación de los alimentos:

- Los vegetales de hoja verde no se conservan bien, así que tendrás que comprarlos muy a menudo. Cómpralo solo en pequeñas cantidades que puedas comer en unos días.
- Los vegetales de raíz, así como las manzanas y peras los puedes conservar por más tiempo por los que los puedes comprar en mayor cantidad para que no los tengas que comprar tan a menudo.
- Asegúrate de tener suficiente espacio en tu refrigerador y que estarás guardando una gran variedad de frutas y vegetales en él.

Cuando prepares las comidas, hay también unas cuantas reglas que deberás seguir.

Toma en cuenta que no podrás cocinar las comidas a altas temperaturas. Esto es porque estas temperaturas destruirán los nutrientes y eliminará el sentido de la comida en sí.

Adicionalmente, no podrás usar microonda o vaporera porque le estarás eliminado los nutrientes y añadiendo toxinas. Para que el Método Gerson funcione, tienes que cocinar tus comidas de una manera muy específica para que mantengan su valor nutricional.

El método de preparación

Cuando prepares tus comidas, tendrás que asegurarte que permanezcan enteras. Eso quiere decir que no las puedes pelar.

Las cocinarás a un fuego muy bajo en sus propios jugos para que mantengan sus nutrientes.

El menú diario

La dieta Gerson logra un buen equilibrio entre alimentos cocinados y alimentos crudos.

Quizás pienses que la mayor parte de la comida está cocinada, pero esto no es así. Las comidas empiezan con porciones inmensas de ensalada cruda y terminan con fruta cruda, y la ración diaria de 13 vasos de jugo recién exprimido, es tan cruda como lo demás.

Los alimentos cocinados son también necesarios. La experiencia acumulada por el Dr. Gerson muestra que los pacientes no tienen una buena digestión si solo se ingieren alimentos crudos junto con los jugos.

De hecho, los alimentos cocinados proveen una variedad adicional y capacitan a los pacientes a comer un poco más de lo que comerían si estuvieran en una dieta exclusivamente cruda. También, añaden un volumen blando, que promueve la digestión de los alimentos crudos y jugos.

La comida más importante del Método Gerson es la "Sopa de Hipócrates", que ayuda a desintoxicar los riñones y es muy reconfortante en tiempos de frío.

Todas las comidas cocinadas sirven de papel secante en el estómago, ayudando a asimilar las grandes cantidades de jugo.

Aun así, los alimentos cocinados solo forman 3 ó 4 libras del consumo diario, mientras que los alimentos crudos, en su mayoría contenidos en los jugos, ¡representan 17 libras!

Es muy importante que entiendas lo que voy a decir ahora. El menú que verás en unos instantes (desayuno, almuerzo, cena) deberás hacerlo todos los días.

¡Qué! ¿Todos los días comer lo mismo? Quizás estés preguntándote eso ahora mismo. El menú que te voy a dar en unos instantes está demostrado que CURA. Por favor, no subestimes esta forma de comer.

Este tipo de menú ha curado a muchas personas en la misma condición en la que te encuentras ahora mismo.

Con esta forma de comer vas a añadir los nutrientes que tu cuerpo necesita para empezar a SANAR.

La Sopa de Hipócrates que encontrarás a continuación JAMÁS debe ser omitida y deberás consumirla todos los días.

El desayuno

Para una persona, coloca 5 onzas (142 gramos) de copos de avena orgánica en 12 onzas (340 gramos) de agua destilada. Inicia con agua fría, hiérvela y déjala reposar de 6 a 8 minutos; remuévela ocasionalmente.

Mientras tanto, prepara el jugo de manzana (más adelante explico cómo prepararlo) y agrega el medicamento prescrito (ver el Capítulo 8 dedicado a los medicamentos).

Sirve la avena. Y puedes añadirle fruta seca desulfurada y remojada (durante la noche en agua fría). O vierte agua hirviendo sobre ellas y deja un par de horas hasta que esté suave y rellenita. Ejemplos: chabacano, anillos de manzana, ciruelas, pasas, mango. O puedes utilizar manzana o ciruela cruda, o fruta de la temporada (ej.: duraznos, nectarinas, peras o uvas). No utilices moras.

Hasta dos cucharaditas de endulzante son permitidas (por ejemplo.: miel orgánica).

Antes de comer la avena, debes tomar el jugo de manzana.

El almuerzo

Para la ensalada: corta, rebana y mezcla distintas lechugas, como la lechuga roja, romana, escarola y endibias en una ensaladera. Agrega a la mezcla cebollas verdes, rábanos (rabanitos), un poco de apio y berro.

Para el aderezo, mezcla una cucharada de aceite de linaza (durante el primer mes de terapia, después redúcelo a dos cucharitas) con sidra de manzana. Agrega ajo al gusto.

En el almuerzo (y en la cena) vas a consumir la sopa de Hipócrates. De modo que la tomarás dos veces al día a lo largo de todo el tratamiento.

Para ahorrar tiempo y esfuerzo, prepara suficiente para dos días (por decir, 4 porciones). Se mantiene buena en el refrigerador para el día siguiente.

La receta de la Sopa de Hipócrates es la siguiente:

- 1 raíz de apio, si la hay disponible (sino, 3 o 4 ramitas de apio).
- 1 raíz mediana de perejil (raramente a disposición, si no hay omítelo).
- 1 puerro, grande o mediano (si no hay, dos cebollas pequeñas).

- 2 cebollas medianas.
- Ajo al gusto (también, puedes usar ajo exprimido crudo sobre la sopa caliente, en lugar de cocinarlo).
- Un poco de perejil.
- 1 ½ libras (680 gramos) de tomate (jitomate).
- 2 libras (907 gramos) de papa.

Lava y talla las verduras y corta en rebanadas o cubitos de ½ pulgada (1,3 cm). Coloca en olla grande, agrega el agua hasta cubrir los vegetales, cuando hierva, baja el fuego y cocina lentamente de 1 ½ a 2 horas, hasta que todas las verduras estén suaves.

Pasa la sopa por un molino de comida (también llamado pasapurés o pasatodo) para eliminar la fibra. Deja enfriar antes de meter al refrigerador.

Cuando vayas a tomar la sopa, si estuvo en el refrigerador caliéntala un poco para tomarla. En el almuerzo debes tomar entre 8 y 10 onzas (entre 226 y 283 gramos).

Con el molino eliminas la fibra de los vegetales y extraes todos sus nutrientes, los cuales después los tomarás con la sopa. Si no sabes cómo usar el molino, puedes buscar videos en YouTube sobre la sopa de Hipócrates. El molino en inglés se lo denomina "food mill".

De postre, deberías comer una papa cocida (solo si te quedas con hambre). La debes cocinar con cáscara y luego se la quitas antes de comerla.

Resumiendo, el almuerzo consta de:

- Un plato grande de ensalada mixta cruda con un aderezo de aceite de linaza.
- De 8 a 10 onzas de la "Sopa de Hipócrates".
- Una papa cocida de postre.

Nota: Muchas especies tienen un alto contenido de ácidos aromáticos, estos son irritantes y actúan en contra de la reacción curativa. Por esta razón solo se permiten especies suaves y en pequeñas cantidades: pimienta de Jamaica, anís, laurel, eneldo, cilantro, hinojo, mejorana, romero, azafrán, salvia, tarragón y tomillo, además, cebollín ajo, cebolla y perejil pueden ser utilizados en mayor cantidad.

La cena

Sigue el mismo orden que en el almuerzo, solo varíalo con diferentes verduras, y fruta de postre.

Nota: ya sea en el almuerzo o en la cena, y después de que hayas consumido los alimentos necesarios, puedes comer una rebanada de pan de centeno orgánico SIN SAL. Sin embargo, el pan no debe ser el que satisfaga el apetito o tomar el lugar de alimentos esenciales.

Jugos

Uno de los pasos más importantes del Método Gerson son los jugos. Estos serán la base del resto de la terapia.

Cuando comiences el Método Gerson, tomarás alrededor de 13 vasos de jugo al día y ésta es la mejor manera de limpiar tu organismo de toxinas y de obtener los nutrientes que necesitas.

Recuerda, como mencioné anteriormente, que puedes reducir la cantidad de vasos a por lo menos 3 al día. Por supuesto, lo mejor (para que funcione bien el Método Gerson) sería tomar los 13 vasos al día.

Solo hay cuatro tipos de jugos diferentes que serán usados y son actualmente las mismas opciones usadas para tratar cualquier artritis con el Método Gerson. Incluyen:

- Manzana/zanahoria – Debes lavar aproximadamente 8 onzas (226 gramos) de manzanas y zanahorias y luego cepillarlas para remover lo sucio. No las peles. Colócalas enteras en el procesador de jugos.
- Solo zanahoria – Las zanahorias necesitan ser lavadas y cepilladas, pero no peladas. Asegúrate de usar alrededor de 10-12 onzas (283-340 gramos) y luego exprímelas en el procesador de jugos.
- Solo manzana – En otros tratamientos Gerson, tales como para el cáncer, se usará el cítrico. Sin embargo, para los pacientes con artritis, se debe evitar lo cítrico. Solo lava y cepilla alrededor de 8 onzas (226 gramos) de manzanas, y exprime.
- Jugo verde, cuyos ingredientes los detallo a continuación.

Antes de enumerar los ingredientes del jugo verde, me gustaría aclararte que una cabeza de lechuga se le llama al grupo de hojas que vienen unidas por un extremo.

Los ingredientes del jugo verde son:

- de ¼ a ½ de cabeza de lechuga romana (dependiendo del tamaño de la lechuga).
- de ¼ a ½ de cabeza de lechuga roja.
- de ¼ a ½ de cabeza de endivias.
- 2 ó 3 hojas de escarola.
- tallos jóvenes de remolacha (también llamada betabel): 2 a 3 hojas.
- berro: 5 ó 6 hojas.
- 2 ó 3 hojas de col roja.
- ¼ de pimiento verde.
- acelgas: solo un poco, a gusto.
- una manzana verde mediana.
- NO uses repollo.

Lava bien la verdura con agua, evitando que quede arena o cualquier otra suciedad. Sacude la verdura para que no quede agua. Corta la parte inferior de los tallos de acelga o cualquier otra hoja fibrosa.

Deberías picar bien la verdura ya que es muy dura, y esto evita que suba mucho la temperatura mientras se extrae el jugo, ya que eso provoca que las enzimas mueran.

Este jugo debe ser tomado inmediatamente, ya que sus enzimas mueren rápidamente.

Si no consigues algunos de estos elementos, no te preocupes y no trates de sustituirlos.

Estos son los jugos que serán usados diariamente, así que asegúrate de mantener un inventario de frutas y vegetales frescos y orgánicos que necesitarás.

La idea de los jugos puede ser muy confusa para algunos y puede plantear unas cuantas preguntas.

¿Por qué no solo comida regular?

Cada parte del Método Gerson tiene una razón. Cuando tomas ocho onzas de jugo fresco cada hora del día, estarás consumiendo 8 kilos de frutas y vegetales en un día.

Ahora toma un momento e imagínate comiendo esa misma cantidad de kilos en comida. ¡Probablemente, sería imposible!

Probablemente, se te descompondría el estómago con tan solo pensarlo. Tu cuerpo necesita todos esos nutrientes para mantenerse para poder comenzar a trabajar de manera adecuada, pero como no puedes consumir esa cantidad de comida, los puedes obtener a través de los jugos.

Esa no es la única razón por la que los jugos son tan importantes. Muchas personas que usan esta terapia lo hacen porque están muy, pero muy enfermos.

Ya sea que sufras de artritis o de alguna otra cosa, los jugos te harán sentir mejor sin hacerte daño.

Todas las toxinas de tu cuerpo se meterán con tu sistema digestivo. Probablemente no tendrás suficiente ácido estomacal. Tu tracto digestivo está lleno de veneno. Si tratas de comer todo sin jugos, no podrás digerir las comidas adecuadamente. Será muy duro para tu sistema. Sin embargo, los jugos, no causan estos problemas.

¿Por qué no podemos hacer el jugo y guardarlo?

Algunas personas se preguntan si pueden ahorrar dinero al hacer un lote de jugo y guardarlo en el refrigerador. Eso parece una buena idea, pero realmente no lo es.

La respuesta del cuerpo es sumamente diferente cuando ingieres una bebida de pocas horas vs. una que es fresca. Sobre esto hay muchas teorías:

- El jugo fresco puede ser absorbido en el cuerpo antes de que llegue al estómago. Las enzimas pueden llegar al cuerpo gracias a las membranas en la boca y el esófago. El jugo que es más viejo no podrá hacer esto.
- El jugo que tiene más de una hora perderá su fuerza vital. Las plantas y los vegetales tienen una fuerza vital que te transfiere energía, también. Cuando tomas jugo fresco, estás tomando una energía vital y esto ayudará a tu cuerpo a sanar. Si consumes jugo que tiene mucho tiempo de haberse hecho, perderás esa energía vital.

- Cuando el jugo es fresco, este tiene un contenido líquido, y ese líquido permitirá a los riñones descargar adecuadamente para que se puedan eliminar las toxinas del cuerpo. Si los jugos se dejan por mucho tiempo, mucho de ese líquido se evaporará.

Así que, por esto es que necesitas asegurarte de hacer jugos frescos. Tu cuerpo necesita todos los nutrientes y sanación que puede y el jugo fresco permitirá que esto suceda.

Esto pasa, en especial con los jugos verdes. Nunca los guardes y siempre tómalos después de haberlos hecho. El jugo de zanahoria/manzana puede almacenarse por 72 horas, aunque no es recomendado.

Pero si necesitas guardar el jugo, hazlo en envases pequeños, de ocho onzas si es posible. No quieres que en el envase quede espacio para el aire. En cambio, necesita ser sellado, apretado y libre de aire. No uses un envase de almacenamiento más grande porque tendrás que abrirlo muchas veces.

Los jugos de manzana y zanahoria pueden llevarse al trabajo en la mañana, en un termo con interior de vidrio; debe haber otro termo lleno de jugo, listo para que el paciente beba durante la tarde.

Luego, al regreso a casa, puede tomarse el balance de los jugos verdes. Los jugos verdes JAMÁS se deben guardar. Hay que tomarlos tan pronto se preparan.

¿Puedo añadir mi propia selección de frutas y vegetales?

No, no puedes. Cada uno de los jugos que tomarás en la Terapia Gerson tiene su valor nutricional y sus capacidades de sanación. Así que, cuando estás en esta terapia, sigue la receta de jugos exactamente, y eso significa que no le añadas ni le quites nada.

¿Puedo tomar agua en vez de jugos?

No se debe añadir agua a la dieta. El agua diluirá los ácidos del estómago y enlentecerá el proceso de sanación. Adicionalmente, el agua puede diluir los nutrientes del jugo. Como resultado, no sanarás como lo necesitas. Cuando tomas los jugos en sí, estás adquiriendo el agua que necesitas. Así que no te preocupes. No te deshidratarás.

En algunos casos, como en las noches cuando te levantas con malestar de estómago, puedes tomar té de hierbabuena o manzanilla. Sin embargo, todas las demás aguas deben eliminarse de la dieta.

¿Por qué no puedo usar manzanas rojas?

Cuando comienzas la Terapia Gerson, solo debes usar las manzanas Granny Smith. Esta es una regla específica. Las manzanas rojas no tienen los mismos nutrientes.

Si no puedes conseguir manzanas Granny Smith, y necesitas un sustituto, tiene que ser otro tipo de manzana verde como Fuji. Siempre es mejor usar las Granny Smith, así que trata de conseguirlas. Nunca utilices manzanas rojas en tus jugos.

¿Por qué no usar espinaca cruda?

Muchas personas piensan que las espinacas son muy saludables para ellos, así que pueden considerar añadirlos a su dieta en el Método Gerson. Sin embargo, no puedes hacer esto. La espinaca en sí inhibirá a tu cuerpo de absorber nutrientes de otras comidas, así que no lo necesitas en tu dieta.

¿Qué pasa si no consigo ingredientes orgánicos?

A algunas personas, se les hace difícil conseguir comidas orgánicas frescas, y puedes pensar que está bien usar otras frutas y vegetales, pero no es así.

Cuando vayas de compras, no puedes comprar nada que no sea orgánico. Cualquier otro producto estará lleno de pesticidas y químicos y llenará tu cuerpo de toxinas. No puedes tomar ese riesgo.

Si por alguna razón no puedes conseguir ciertos ingredientes orgánicos, la mejor opción es de no colocarlo en tus jugos hasta que lo puedas conseguir nuevamente. No trates de hacer sustituciones o estarás cometiendo un gran error que puede descarrilar su proceso de sanación.

Con el Método Gerson, la comida es importante para tu sanación, así que mientras mejor entiendas cómo seguir las reglas, serás más exitoso. Lo que debes recordar es que cualquier cambio por mínimo que sea arruinará tu progreso. Cualquier cosa no orgánica tendrá toxinas en él. Cualquier cosa en la lista prohibida te hará enfermar más.

Cuando termines la Terapia Gerson, hay ciertas maneras en las que puedes flexibilizar tu rutina dietética, las cuales discutiremos posteriormente en este libro, pero por ahora debes seguir estas reglas para que el Método realmente funcione y pueda eliminar las toxinas de tu cuerpo y añadir los nutrientes que necesitas.

Una vez que comiences el Método Gerson, y si sigues las reglas, tu cuerpo te dará las herramientas que necesita para sanarse. Es tan simple como eso.

CAPÍTULO 7: ENEMAS PARA EL MÉTODO GERSON

Junto a la comida, el segundo punto mayor en la Terapia Gerson serán los enemas de café ORGÁNICO. Ésta es quizás la parte más difícil del método para que comprendas, especialmente si apenas estás conociendo esta terapia.

Obviamente, ha habido bastantes críticas sobre los enemas de café, pero hay realmente antecedentes científicos sobre este proceso, y son una parte integral del Método Gerson. Sin el enema de café, el método por sí solo no funcionará.

Qué son los enemas de café orgánico

Cuando comienzas a comer de acuerdo al Método Gerson, tu cuerpo empezará a eliminar toxinas, pero éstas se pueden almacenar en el tracto digestivo inferior. Por lo que, comer la comida correcta es el primer paso.

El segundo paso es eliminar completamente esas toxinas del resto de tu cuerpo. Y esto se hace con los enemas de café. Aunque esa no es la única parte de un enema de café. También introduce nutrientes a tu cuerpo y ayuda a garantizar la hidratación.

Una cosa importante a recordar es que los enemas de café han sido usados en el pasado. Han sido usados por cientos de años para dar hidratación. De hecho, hoy en día, los enemas son usados regularmente en hospitales para irrigar el colon y remover toxinas. Así que, no debería ser una sorpresa que los enemas de café sean útiles, y que sean un método importante usado en el Método Gerson.

Los cuatro propósitos del enema de café

Vamos a examinar los cuatro propósitos del enema de café específicamente.

Eliminar toxinas

Como hemos mencionado, eliminar las toxinas de tu cuerpo constituye un paso muy importante en el Método Gerson. Si no se eliminan las toxinas, tu cuerpo no puede sanarse pues está envenenado.

Los enemas de café trabajan junto al cambio de dieta para limpiar completamente el sistema.

Limpiar el colon

El intestino grueso y el colon pueden tener una variedad de toxinas dentro de ellos.

Por ejemplo, cuando los alimentos no se digieren de la forma correcta, pueden almacenarse dentro del colon, convirtiéndose en azucares podridos y fermentados. Es veneno.

El enema de café ayudará a descargar todas esas cosas del intestino grueso y trabajará con propiedades astringentes.

Estimular el flujo de la bilis

La bilis es una parte importante de tu cuerpo y de tu sistema digestivo. Muchas de las toxinas que quizás estés ingiriendo obstruirán el flujo de la bilis y eso puede hacer que te enfermes.

Los enemas de café incrementarán la cantidad de flujo de bilis que tu cuerpo es capaz de producir, y cuando la bilis está fluyendo correctamente, más toxinas serán descargadas de tu cuerpo.

Estimular un hígado sano

Como ya lo hemos discutido anteriormente, cuando las toxinas se almacenan en tu cuerpo, ellas envenenan a tu hígado. Aunque las eliminemos, tu hígado ya está dañado y enfermo. Necesitará tiempo para sanar y los enemas de café pueden ayudar a hacerlo.

Así que, como te habrás dado cuenta, no importa cuán sorprendido estés de leer sobre los enemas de café, debes saber que son muy útiles y una parte importante para sanar.

Si no sigues este protocolo, entonces el Método Gerson no funcionará.

Es más, con la gran purificación a través de la dieta corres el riesgo de sobrecargar y envenenar al hígado. El doctor Gerson se dio cuenta que, sin este medio adicional de desintoxicación (los enemas de café), el hígado correría el riesgo de generar un coma hepático que podría dañar de forma severa o hasta matar al paciente. Esa es la principal razón por la cual se recomienda sin excepciones los enemas de café.

¿Aún inseguro?

Algunos todavía no están seguros de que los enemas de café funcionen.

Sin embargo, como se mencionó, hay investigaciones científicas que muestran cómo este tratamiento puede ser exitoso.

Aquí hay dos estudios que han sido realizados que muestran lo útiles que pueden ser los enemas de café:

- En los años 20, un estudio fue realizado en Alemania en donde se practicaban enemas de café a ratas. Los resultados de este estudio mostraron que la cafeína llega al hígado a través de la vena hemorroide y esto permitirá que los ductos de la bilis se despejen y liberen la bilis de forma que todo fluya apropiadamente. Adicionalmente, los ingredientes en la cafeína permiten que se dilaten los vasos sanguíneos y que se relajen los músculos.
- Un estudio que fue conducido por la Universidad de Minnesota encontró que el café orgánico, cuando es administrado por el recto, estimula el sistema enzimático, especialmente el hígado. Esto significa que los radicales libres (sustancias que son muy peligrosas y buscan dañar tu cuerpo) son destruidos antes de causar un daño celular.

Así que, algunos han mostrado que el Método Gerson y los enemas de café en verdad funcionan. No son simplemente una idea. Realmente son formas probadas de eliminar toxinas y venenos del cuerpo.

Las siguientes son algunas de las cosas que puedes esperar que ocurran cuando usas regularmente los enemas de café prescritas por la Terapia del Método Gerson. Los pacientes:

- Disfrutarán de una producción celular elevada, lo cual significa que sus cuerpos podrán reponer células enfermas y dañadas por un sistema más saludable.
- Tendrán tejidos saludables.
- Observarán una mayor circulación en sus flujos sanguíneos.
- Disfrutarán de un sistema inmune más fuerte.
- Sentirán una regeneración celular más rápida.

Estos son los beneficios de los enemas de café en cuanto al Método Gerson, pero además tienen unos efectos secundarios positivos.

Por ejemplo, los pacientes que los usan regularmente encuentran que los enemas sirven para aliviar el dolor e indigestión, a la vez que aflojan la tensión y hasta reducen los efectos de la depresión.

Palabras de advertencia

Probablemente te has dado cuenta que algunas celebridades han estado usando algo llamado irrigación del colon como una forma de supuestamente estar sano. Esto se ha convertido en la nueva moda, pero es algo que no deberías estar haciendo. No es seguro y no es algo que necesitas incluir en tu Terapia Gerson.

La irrigación del colon es realmente peligrosa pues puede provocar la distensión del intestino. No es solo que este proceso suelta todo lo que es malo, sino que también libera las enzimas, nutrientes y minerales que tu cuerpo necesita. Perderás las bacterias buenas que tu cuerpo necesita para digerir apropiadamente.

Los enemas de café son diferentes. Permiten a tu hígado liberar toxinas y no eliminan sustancias saludables que tu cuerpo necesita.

Como usar los enemas de café y qué tan a menudo

Ahora mismo, tú tienes muchas toxinas en tu cuerpo, y por esa razón necesitarás realizarte los enemas de café al menos tres veces al día. Quizás te parezca mucho, pero ésta es la única forma de verdad de desintoxicarte.

Cada enema será mantenido por el cuerpo por alrededor de 12-15 minutos y de esa forma, toda la sangre de tu cuerpo pasará por tu hígado varias veces. De esa manera estarás más expuesto a desintoxicarte.

Lo primero que debes hacer es comprar el café orgánico y el equipo apropiado. Aquí hay algunas reglas que debes tomar en cuenta:

- Necesitas una fuente de agua destilada o agua filtrada. No debe contener cloro.
- El café correcto será ORGÁNICO. Deberá ser un café ligeramente tostado con un grado de molienda mediano.

Adicionalmente a estas dos cosas, necesitarás el equipo de enema adecuado, lo cual no es tan sencillo como ir a la tienda y comprarlo. Hay cosas que necesitas tomar en cuenta al comprarlo.

Los tipos de equipo de enema que verás a la mano en la tienda, como una combinación de inyectadoras y botellas de goma, no serán adecuados.

Para empezar, son difíciles de lavar. Además, se desgastan rápidamente con el uso regular.

La mejor solución será un cubo para enemas o cubeta de plástico. Estos cubos incluirán un sistema de medición y las conexiones para las mangueras y equipo.

Puedes escoger entre acero inoxidable y plástico. El plástico es usualmente transparente de forma que puedes ver el progreso del enema, pero se puede romper fácilmente. El acero no es transparente, pero dura más.

Asegúrate de reponer las mangueras de goma frecuentemente de manera que tu equipo de enemas se mantenga limpio e higiénico.

Preparando tu Enema

Te será más fácil mezclar todo lo que necesitas para tus enemas para el día completo. De esa forma, no tendrás que repetir este proceso cada cuatro horas. Aquí esta lo que necesitas hacer.

1. Mide tres cucharadas llenas de café orgánico y colócalas en

una olla pequeña.
2. Añade 32 onzas de agua. Equivale a 907 gramos ó 946 mililitros (ml).
3. Mezcla minuciosamente y hierve la mezcla. Mantenla hirviendo por tres minutos y luego a fuego lento por otros 15 minutos.
4. Filtra la mezcla a través de un colador de tela o algo muy fino.
5. Añade agua hasta tener un cuarto de la mezcla.
6. Esta mezcla es para un enema, pero lo puedes mezclar para todo el día multiplicando los ingredientes y usando una olla más grande.
7. Asegúrate que la mezcla del enema esté a temperatura corporal normal cuando sea usado. ¡O te vas a quemar por dentro!
8. Cierra el tubo con tapón y luego coloca la mezcla en tu cubo para enema.
9. Abre un poquito el tubo para permitir que todo el aire sea evacuado del mismo.
10. Come un pequeño pedazo de fruta antes de comenzar el enema. Esto estimulará al sistema digestivo y es muy importante al levantarte temprano en la mañana.

Ahora estarás preparado para usar tu enema. Asegúrate que la mezcla esté a temperatura ambiental antes de usarla.

Usando tu Enema

Cuando uses tu enema, funcionará mejor si estás relajado y cómodo. Así que, necesitas crear el lugar adecuado de forma que estés relajado durante todo el proceso.

Probablemente debes usar el enema en el baño, así que tendrás que adecuar un lugar cómodo en el piso. Ten esto:

- Una cobija suave.
- Una colchoneta para enemas o una cortina de ducha para los derrames.
- Un cojín cómodo para tu cabeza.
- Se coloca la cubeta o cubo de enema a 18 pulgadas (45 centímetros), aproximadamente arriba de la cabeza, colgada

de un gancho o sobre un banco.

Una vez que tengas todo esto, estarás listo para administrar el enema. Asegúrate de usar vaselina para lubricar algunas pulgadas de la punta del tubo. Luego, inserta la punta en el recto con suavidad - de 8 a 10 pulgadas dentro del ano - antes de soltar el tapón o abrazadera. 8 pulgadas son 20 centímetros y 10 pulgadas son 25 centímetros.

Una vez que has liberado el tapón, necesitarás acostarte de lado con las piernas hacia tu pecho. Puedes llamarlo acurrucarse o acostarte en posición fetal.

Recuerda continuar respirando y mantenerte relajado. Hasta podrías colocar música suave, o meditar, o leer un libro relajante. Deberás mantener la solución de café por alrededor de 12 a 15 minutos. Luego puede ser evacuada.

Los pacientes que tienen enfermedades graves como cáncer necesitarán realizar los enemas de café más frecuentemente, pero para tu tratamiento de artritis, solo necesitas realizar los enemas tres veces al día. Así sabrás cuanta solución debes preparar cada mañana.

Manteniendo todo limpio

Deberás asegurarte de mantener todo el equipo limpio para que sea seguro de usar. No tienes que esterilizar el equipo pues es usado en un lugar no estéril. Sin embargo, sí necesitas limpiarlo.

Después de cada uso, lava el cubo y todos los tubos con agua tibia y jabón natural. Asegúrate de que no queden rastros de jabón.

Varias veces a la semana, coloca agua oxigenada en el cubo por varias horas o por toda la noche. Solo asegúrate de enjuagar bien todo después de hacerlo.

Preparándote para las complicaciones

El enema de café es completamente sano y seguro. Hará maravillas en ti junto a la dieta del Método Gerson. Sin embargo, como todo lo que tiene que ver con tu cuerpo, puede haber complicaciones.

Es una buena idea prepararse para cualquier efecto secundario que pueda suscitar para no asustarte si llegara a ocurrir.

Lo más importante es tener en cuenta que estos enemas no se

relacionan con estas complicaciones, sino más bien con las condiciones en que se encuentra tu cuerpo. No cometas el error de pensar que deberías dejar de usar los enemas.

Vamos a referirnos a las cosas que pueden pasar.

- Para muchas personas que están bajo medicación por una enfermedad su sistema digestivo puede ponerse lento. Como resultado, puede tener un impedimento y no podrán aceptar todo el enema o mantenerlo por todo el tiempo requerido. Está bien si esto ocurre. Solo acepta lo que puedas del enema y mantenlo el tiempo que puedas. El impedimento deberá resolverse solo prontamente.
- Si tienes retención de gases, esto podría evitar que funcionen los enemas. En este caso, deberás seguir este procedimiento: permite que parte de la solución de café fluya dentro de ti, luego baja el cubo al nivel de tu cuerpo. Esto permitirá que el enema se devuelva al cubo y podrás observar burbujas al ser liberado el gas. Cuando esto ocurra, vuelve a subir el cubo para completar el enema.
- Debido a que estás usando el Método Gerson para la artritis, quizás encuentres incomodo o doloroso acostarte de lado. Si ese es el caso, acuéstate boca arriba y alza las rodillas hacia tu pecho cuanto te sea posible.
- Si tienes una severa inflamación de los intestinos, entonces el enema de café puede ser muy fuerte para tu sistema. Intenta reducir los niveles de café y mezcla con té de manzanilla orgánica (camomila) en vez de agua. Adicionalmente, puedes realizar un enema de solo manzanilla orgánica en las mañanas para aliviar tu sistema digestivo.

Muchos de estos problemas desaparecerán en la medida en que avanzas con el Método Gerson. Eso es porque tu cuerpo está atravesando un proceso de sanación. Tomará tiempo para que todo se aclare.

En la medida en que las toxinas se descargan de tu sistema, te sentirás mejor y los enemas serán más fáciles de realizar.

Discutiremos otro tipo de problema de los enemas más adelante en el libro, llamada recaída, y aprenderás a tratar este problema para que no cause complicaciones.

En el próximo capítulo, empezaremos a discutir la medicación pues hay ciertas formas para que te puedas medicar a ti mismo de una forma sana y natural para que el Método Gerson funcione mejor.

CAPÍTULO 8: LOS MEDICAMENTOS NATURALES

¿En qué piensas cuando escuchas la palabra medicamento? Probablemente debes pensar en una prescripción que te dio el doctor o algo que puedes tomar del mostrador de una farmacia.

Lo que estás imaginando en realidad no es un medicamento sino una máscara. Cubre tus síntomas, pero no te hace sentir mejor.

Tienes que deshacerte de tu concepto convencional de medicamento y entender que lo que el Método Gerson prescribe es un VERDADERO medicamento: cosas que realmente harán que tu cuerpo se cure y te sientas mejor. Estos medicamentos te ayudarán a sanar y también te harán sentir bien también.

Piensa en esto. ¿Cuántas veces has tomado algo de la farmacia —algo que se suponía te hacía sentir mejor— solo para descubrir que tienes que hacerle frente a diversos y severos efectos secundarios?

Algunas veces, hasta tienes que tomar otros medicamentos para contrarrestar esos efectos secundarios. Es un ciclo de nunca acabar, y no te ayudará a mejorar.

Los medicamentos que se usan en el Método Gerson no causan efectos secundarios. Son productos completamente naturales que te ayudarán a sentirte mejor y no a enfermarte más.

Así que, para que puedas entender cómo se utilizan estos medicamentos y cómo te ayudarán a medida que pasas por el Método Gerson, vamos a mostrarte tus opciones y explicarte cada una de ellas.

Potasio

Como has estado consumiendo una dieta alta en sodio, tus células están dañadas, y ese potasio hace que tu cuerpo no pueda obtener el potasio que necesita.

El potasio es absolutamente necesario para tu salud, y la falta de él puede contribuir a condiciones degenerativas como la diabetes.

El primero de estos medicamentos es uno que funciona específicamente para ayudar a curar tu artritis. Es un compuesto.

Necesitarás disolver 100 gramos de sales de potasio en 1 litro de agua destilada. Tienes que guardar este compuesto en un lugar oscuro. Si no tienes una botella oscura, la puedes envolver en una bolsa de papel.

Luego, añade 4 cucharaditas de este compuesto en 10 de los 13 jugos que debes tomar. Es decir, 4 cucharaditas para cada uno de los 10 jugos diarios.

A medida que el compuesto empieza a funcionar, puedes reducir la mezcla a dos cucharaditas para cada uno de los 10 jugos diarios.

Solución de Lugol

Hasta cierto punto, ya hemos hablado de la Solución de Lugol, pero vamos a revisarlo una vez más.

Cuando tomas agua del grifo (agua potable), te estás exponiendo al cloro y flúor. Estos eliminan el yodo de tu glándula tiroides, y el yodo es necesario para su correcto funcionamiento.

Con el tiempo, tu tiroides no puede realizar sus funciones, y como resultado, tu metabolismo decae, lo que significa que:

- Te sientes cansado y lento.
- Ganas peso fácilmente.
- No tienes energía para ejercitarte.
- Te encuentras irritable.

Cuando tu metabolismo es lento, todo tu sistema está desbalanceado.

Ese tampoco es el único problema que surgirá cuando tu tiroides no está funcionando adecuadamente. La tiroides controla la temperatura del cuerpo y le dice a tu cuerpo cuándo tienes una infección.

Por eso es que te da fiebre cuando estás enfermo. Esto significa que tu sistema inmune no trabajará apropiadamente.

La Solución de Lugol está diseñada para restaurar la función de la tiroides y asegurar que aumente tu metabolismo y Sistema inmune. Se necesitarán hacer exámenes de sangre por un doctor para asegurar que tu tiroides está funcionando adecuadamente después que utilices la Solución de Lugol por un tiempo.

Deberás usar 3 gotas de Solución de Lugol al día y, a continuación, se van ajustando de acuerdo a los exámenes de sangre. Una gota debe ser usada en el jugo de manzana. Y cada una de las otras dos gotas deben ser usadas en dos de los jugos de manzana/zanahoria que vas a tomar.

Niacina

Probablemente has escuchado de la niacina anteriormente. Después de todo, se encuentra en multivitamínicos e incluso en algunos de los alimentos que ingieres habitualmente.

Sin embargo, el daño que vino con esos alimentos envasados significa que la niacina que estabas obteniendo no era de gran ayuda. Ahora que has comenzado el Método Gerson, probablemente necesitarás un medicamento de niacina.

La niacina logra una serie de funciones diferentes, incluyendo:

- Ayuda a digerir las proteínas.
- Mejora la circulación de la sangre.
- Asegura que toda la sangre oxigenada llegue a todos los tejidos del cuerpo.
- Reduce el exceso de agua retenido en el abdomen.
- Ayuda a aliviar muchos tipos de dolores abdominales.

La niacina puede ser de gran utilidad en tu proceso de sanación. Así que, si necesitas añadir esto a tu tratamiento, esto es lo que tienes que hacer. La dosis es una tableta de 50 mg., 5 veces al día. 3 de las 5 tabletas que tomarás al día deben ser tomadas durante los alimentos (desayuno, almuerzo, cena).

Como discutimos anteriormente en este libro, puedes experimentar enrojecimiento por la niacina, pero se quitará y no es peligroso. Así que, no pares tu tratamiento de niacina solo porque experimentas enrojecimiento.

Medicamentos para el hígado (Cápsulas o inyecciones)

Tu hígado estará bastante dañado de todas las toxinas y venenos que has ingerido.

El hígado está diseñado para filtrar toxinas, pero cuando está sobresaturado, simplemente no puede seguir haciendo el trabajo.

Por esa razón, algunos medicamentos que probablemente necesitarás en el Tratamiento Gerson se enfocarán en el hígado para restaurar su funcionalidad.

Pueden ser alguno de estos dos:

- Píldoras para el hígado – El primero de estos medicamentos es una cápsula. Esta cápsula contiene hígado seco y en polvo de animales. Dos cápsulas de hígado en polvo son suministradas tres veces al día junto con el jugo de zanahoria.
- Inyecciones de hígado – La segunda opción son inyecciones de hígado, la cual también contiene Vitamina B12 y ayudará a los pacientes que se han vuelto anémicos por su enfermedad. Este medicamento no solo ha mostrado que cura la anemia, sino también que ayuda a repeler la degeneración de los huesos y articulaciones, especialmente en la médula. Este medicamento es dado como una inyección de 3cc en el músculo. Al principio tiene que ser administrado cada dos días. A medida que el hígado comience a sanar, se puede reducir la frecuencia.

Como verás, las inyecciones son mejores que las cápsulas. Pero recomiendo que compres inyecciones de hígado solo y solo si un médico puede ayudarte a administrarte las inyecciones.

Tu hígado es importante para tu bienestar, y cuando comienza a funcionar mal, las toxinas se acumulan en tu cuerpo. No tendrás defensa de esas toxinas y solo harán que te enfermes más.

Mientras sigas la dieta y los enemas de café también necesitarás cuidar tu hígado, y eso significa usar medicamentos como estos para sanar ese órgano tan importante.

Pancreatina

El páncreas ejecuta una función importante en el proceso de

digestión. Este órgano crea enzimas que descomponen las grasas, azúcares y ciertos tipos de proteínas.

Obviamente, cuando estás en el Método Gerson, no ingieres estas cosas. Sin embargo, eso no significa que ya no necesitas esas enzimas.

Probablemente tengas que cuidar tu páncreas, especialmente si tienes arterosclerosis (endurecimiento de las arterias). Esto es porque esta enzima ayuda a descomponer la placa en tus arterias para que tu corazón pueda funcionar de manera adecuada.

La Pancreatina es un medicamento que ayudará a que tu páncreas funcione adecuadamente, y también ayudará en la digestión. Necesitarás tomar tres tabletas de 325 mg. cuatro veces al día. Puedes tomarlas después de cada comida y luego en algún momento a media tarde.

Acidol Pepsina

Este es un medicamento utilizado específicamente para inducir el apetito.

Muchos pacientes que están bastante enfermos no tienen casi apetito porque sus cuerpos están muy envenenados.

En esos casos, se puede utilizar este medicamento. Sin embargo, existen ciertos casos en el que no deben ser administrados:

- Si el paciente tiene reflujo gástrico, no se debe usar la medicación.
- Si el paciente sufre de úlceras estomacales, no deben tomar este medicamento.
- Si el paciente tiene irritación en el recubrimiento del estómago, no deben tomar este medicamento.

En estos casos, el acidol pepsina puede alterar el estómago aún más. Sin embargo, en otros casos, realmente puede mejorar el apetito para que el paciente pueda comer las comidas y tomar los jugos como está prescrito por el Método Gerson.

La dosis es de 6 tabletas al día, dos antes de cada alimento.

Aceite de linaza

Este aceite está lleno de ácidos grasos esenciales que hacen que tu cuerpo se sienta bien. Estos incluyen el ácido Linoleico y el ácido Linolénico.

El aceite de linaza también contiene grandes cantidades de ácidos grasos omega 3. Este medicamento tiene diversos usos y te ayudará de la siguiente forma:

- Asegura que las células y las membranas celulares obtengan el oxígeno que necesitan para estar saludables y repararse ellas mismas.
- Remueve, disuelve y elimina las toxinas del cuerpo que son solubles en grasa.
- Asegura que el cuerpo obtenga Vitamina A para que pueda estimular el Sistema inmunológico.
- Reduce los niveles de colesterol para un cuerpo y arterias más saludable.

El aceite de linaza solo debe ser usado como prescrito. No puedes tomar la cantidad que desees. En cambio, debes comenzar con dos cucharadas diarias. Haz esto por un mes y luego reduce la dosis a 1 cucharada por día.

CoQ10

Este medicamento ha sido añadido recientemente al Método Gerson porque es un tratamiento del cual las personas han aprendido recientemente.

La Coenzima Q10 reemplaza los nutrientes que tu cuerpo necesita desesperadamente.

Aquí hay unos hechos sobre la Coenzima Q10:

- Cuando tienes deficiencias de él, puedes experimentar diferentes dolencias, incluyendo dolor en el pecho, presión arterial alta y hasta insuficiencia cardíaca.
- La CoQ10 puede tener un efecto masivo en la presión arterial alta aliviando el estrés en las venas y el corazón.
- Este medicamento hasta puede reducir la degeneración macular relacionada con la edad. Este es un tipo de pérdida de la visión.

- La CoQ10 ha mostrado ser efectiva para retrasar la progresión de la enfermedad de Alzheimer.
- Los estudios han mostrado que el medicamento puede ayudar a retrasar la progresión de ELA.
- Cuando se combina este medicamento, con otras vitaminas, ha mostrado ser efectivo para disminuir los síntomas del asma.
- La CoQ10 es un antioxidante, lo cual significa que ayudará a eliminar toxinas del cuerpo y a construir un corazón más fuerte.
- Cuando el cuerpo tiene deficiencias de CoQ10, esto ha sido asociado con cáncer de seno en las mujeres. Adicionalmente, niveles más altos de CoQ10 ha mostrado aumentar la tasa de sobrevivencia en pacientes diagnosticados con cáncer en estado terminal.
- Este medicamento ha mostrado que ayuda a revertir las cataratas.

Esto es solo el comienzo. El medicamento también ha sido eficaz para revertir efectos de enfermedades como:

- Síndrome de Fatiga Crónica
- Efectos Secundarios de la Quimioterapia
- Dolor de Pecho (angina)
- Enfermedad Coronaria
- Fibrosis Cística
- Boca Seca
- Fibromialgia
- Enfermedad de las encías
- Pérdida de la Audición
- Enfermedades Cardíacas
- Colesterol Alto
- HIV y SIDA
- Falla Renal
- Migrañas
- Infertilidad
- Enfermedad Mitocondrial

- Prolapso de la Válvula Mitral
- Distrofia Muscular
- Enfermedad de Parkinson
- Pre-Eclampsia
- Psoriasis
- Cáncer de Próstata
- Tinitus
- Diabetes
- Hepatitis C
- Enfermedad de Huntington
- Dependencia a la Cocaína

Como puedes ver, la CoQ10 tiene muchos beneficios, y ciertamente puede ser utilizada para mejorar tu salud incluso si no estás siguiendo el Método Gerson. Aunque, si estás siguiendo el método, debes seguir las siguientes instrucciones:

- Toma una cápsula diaria por cinco a siete días.
- Incrementa a 100 mg diarios por una semana.
- Continúa incrementando hasta que llegues a 600 mg diarios.

Es importante que sigas ese método porque algunas personas son bastante sensibles a la CoQ10 y pueden enfermarse si la toman muy rápido.

Los expertos en el Método Gerson aseguran que es mejor tomar este medicamento con supervisión de un experto del Método Gerson. Esto es porque algunas personas son sensibles a diferentes tipos de medicamentos, en especial la CoQ10, y deben ser manejados adecuadamente.

Los medicamentos tendrán un significado diferente para ti ahora que estás en la Terapia Gerson. No necesitas tomar esos medicamentos tóxicos que puedes comprar en el mostrador o con una prescripción médica. Si tomas esas cosas, estás introduciendo toxinas a tu organismo. Los medicamentos descritos aquí no te enferman ni enmascaran tu enfermedad. Cuando los utilizas adecuadamente en conjunto con el Método Gerson, te ayudan a sanar.

En la página del Instituto Gerson hay una lista de sitios web donde puedes comprar estos medicamentos. Las empresas de estos sitios web hacen envíos a todo el mundo.

La página web en cuestión del Instituto Gerson donde están los sitios web de las empresas es:

http://gerson.org/gerpress/gerson-supplies-supplements/

CAPÍTULO 9: REACCIONES DE SANACIÓN

Tomaste un largo camino para llegar a donde estás físicamente. A través de todos estos años de tu vida, te has expuesto a toxinas y venenos. Te has expuesto a enfermedades, lesiones y daños. Es un camino que te ha llevado a donde estás actualmente.

Quizás tienes artritis en tu rodilla y siempre te han dicho que ha sido por una vieja lesión deportiva. Quizás la artritis en tus manos se ha establecido y te han dicho que es porque tu cuerpo se está contraatacando. Sin importar cuál sea el caso, las razones para tu condición actual son la deficiencia de nutrientes y la toxicidad en tu cuerpo.

Lo que debes recordar es que esto no pasó de la noche a la mañana. El camino es largo y sinuoso.

Cuando utilizas el Método Gerson para curar tu cuerpo, tendrás que pasar por ese proceso a la inversa.

Tu cuerpo tiene que pasar por todos los pasos a la inversa para recuperar su verdadera salud. Eso significa, entonces, que experimentarás algo llamado reacciones de sanación o reacciones curativas.

> *"Las reacciones de sanación son síntomas temporales que ocurren como resultado del proceso de retracción. La mayoría de las veces, pasan desapercibidos, aunque algunas pueden ser muy desagradables, y muy rara vez asustan o son peligrosas. Como regla, sin embargo, el cuerpo no se retractará o comenzará su reacción de*

curación a menos que pueda llevarla a cabo completamente." (Wilson, 2014)

Algunas veces las reacciones de curación te pueden asustar, pero son algo bueno. Eso es porque significa que tu cuerpo se está curando a sí mismo. También son llamadas exacerbaciones, como mencionamos anteriormente en este libro.

Pueden asustar mucho si no las estás esperando. Eso se debe a que puedes pensar que te estás empeorando. No lo estás. Tu cuerpo está sanando.

Al ser inevitables con el Método Gerson, vamos a discutirlos con más detalles. Primero, revisemos algunos hechos:

- Las reacciones curativas casi siempre son seguras, aunque un poco atemorizantes. No detengas tu terapia solo porque tengas una reacción curativa.
- La primera reacción curativa que presentes será de muy corta duración. Esto es porque tu cuerpo aún no está en condición para curarse a sí mismo. En cambio, estará débil y la lucha que sostiene contra las toxinas y deficiencias resultará en una reacción curativa de corta duración.
- Si solo tienes artritis y no tienes otras condiciones, entonces tus reacciones curativas serán relativamente leves en comparación con alguien que tiene una enfermedad grave como el cáncer.
- No hay manera de ponerle un marco de tiempo sobre cuánto durará cada reacción curativa. La primera será leve, pero después de eso, dependerá de tu cuerpo y de cómo las toxinas son eliminadas.
- Si paras el tratamiento, terminarás más enfermo que antes. No puedes parar la Terapia Gerson solo porque tienes reacciones de curación.

Aunque no puedes parar las reacciones curativas y debes reconocerlas como una señal de que estás sanando, encontrarás que son muy desagradables. Por esa razón, necesitas entender lo que puedes hacer para reducir los síntomas de las reacciones de curación.

Coágulos de sangre

Primero que nada, cuando comienzas el Método Gerson, no solo curarás tú artritis. Tu cuerpo no es un sanador selectivo. Sanará todo lo que está malo en él, desde alergias hasta cicatrices.

Por esa razón, a medida que tu cuerpo sana, la acumulación de calcio en tus arterias, llamada arterosclerosis, comenzará a romperse y disolverse en el torrente sanguíneo.

Durante ese tiempo, hay una ligera probabilidad de coágulos de sangre. Sin embargo, durante todo el tiempo en el que se ha utilizado el Método Gerson, no ha habido señales de que esos coágulos de sangre puedan causar ningún problema.

Por esa razón, no se recomienda los anticoagulantes mientras estés en tratamiento. En cambio, si se desarrollan coágulos de sangre, ellos deben pasar por tu torrente sanguíneo y fuera de tu sistema sin problema alguno.

Náusea

Este es un síntoma muy común de las reacciones de sanación mientras estás en el Método Gerson para la artritis. Hay diferentes cosas que puedes hacer para aliviar las náuseas dependiendo de la severidad de la reacción curativa.

Para empezar, siempre debes seguir con los jugos mientras estás presentando las reacciones curativas.

Sin embargo, si encuentras que no puedes soportar tomarlos, tendrás que considerar los enemas. Esto se puede hacer en especial con el jugo verde y de hecho con cualquier jugo (a excepción del jugo de naranja el cual no estarás tomando en la terapia para la artritis).

Sin embargo, hay unas cuantas reglas:

- Esto es llamado un enema de implante. Retendrás el jugo después del enema, lo que significa que no lo puedes expulsar.
- Asegúrate que el jugo está a temperatura ambiente. La mejor manera de hacer esto es dejar reposar en agua tibia.
- Una vez que el jugo se ha administrado como enema, te puedes acostar tranquilamente en la cama y llevar tus piernas hacia tu pecho. Necesitas quedarte así hasta que tu cuerpo haya absorbido el jugo.

Si no puedes tomarte los jugos y tienes que usar el método del enema, tendrás que hacer cosas para ajustar tu estómago y asegurarte que estás obteniendo los líquidos que necesitas. Esto incluye tomar atol o gacha de avena y té de hierbabuena (no confundir con té de menta).

Atol o gacha de avena

Para hacer atol de avena, necesitarás avena orgánica, un pequeño sartén y un colador. Comienza mezclando una onza de avena con cinco onzas de agua y permite que la mezcla hierva. Luego, disminuye la temperatura y deja reposar por 10 minutos.

Cuela la mezcla a través de un colador fino para que te quedes con el líquido espeso. Asegúrate de presionar la avena contra el colador para que obtengas la mayor cantidad de líquido posible.

Toma la mezcla mientras está tibia. Esto preparará tu estómago, asegurará que obtengas los líquidos que necesitas y no diluirá los líquidos de tu estómago.

Si encuentras que no soportas ninguno de tus jugos porque tu estómago no lo tolera, entonces agrégale dos onzas de atol de avena con seis onzas de agua al jugo y toma esta preparación en cambio.

Té de hierbabuena

La hierbabuena es realmente útil si tienes malestar estomacal porque esta hierba aliviará las náuseas.

Sin embargo, aunque no estés enfermo del estómago, puedes usar este té cuando tengas sed. Es de gran utilidad mantenerlo en un termo y tenerlo disponible en la mesa de noche para cuando te despiertes con sed y náuseas durante la noche.

Para preparar el té, añade una cucharada grande de las hojas en una taza de agua hirviendo y déjalo en reposo por 15 minutos antes de colar.

Así que, si sientes nauseas, entonces prueba estas cosas. Harán una gran diferencia, y recuerda que las reacciones de sanación son solo temporales.

Problemas estomacales

La diarrea es una reacción común en el Método Gerson. No te debes alarmar si te encuentras con episodios de ella de forma regular.

Pero como es incómoda, hay algunas maneras de tratar esta condición para que te sientas más cómodo.

- Si tienes diarrea, para los jugos por el tiempo que te dure y toma de 5 a 6 vasos de té de hierbabuena todos los días.
- En cada taza de té de hierbabuena, mezcla un octavo de cucharada de gluconato de potasio. Asegúrate de tomar té constantemente ya que te ayudará a mejorar los síntomas de las náuseas y la diarrea. Asegúrate de usar gluconato de potasio, y no el compuesto de potasio. Son diferentes.
- Solo come avena para tus comidas tres veces al día. Le puedes añadir azúcar orgánica a la avena si prefieres y también puedes comer compota de manzana.
- Durante este mismo tiempo, asegúrate de cambiar a enemas de té de manzanilla en vez de los enemas de café. Haz esto tres veces al día.

Una vez que tu estómago comience a calmarse, puedes continuar con los enemas de café. Solo asegúrate de mezclarlo con el té de manzanilla y lentamente ir cambiando a agua.

Comienza añadiendo lentamente los jugos también, pero mézclalos con unas cuantas onzas de atol de avena. No añadas las comidas ni medicamentos hasta que puedas tolerar los jugos totalmente sin la avena. Cuando vuelvas a añadir las comidas, escoge solo las frutas y vegetales crudos porque serán más fáciles de digerir.

El único momento en el que tendrás que tomar medidas es si la diarrea permanece por más de tres días. Entonces, tendrás que tomar una muestra y llevarla a examinar para que determinen qué puede estar pasando. Sin embargo, esto sucede en muy raras ocasiones. La mayoría de las veces la diarrea es simplemente una reacción de curación y se irá muy pronto.

Depresión

Lo que debes recordar es que el cuerpo y la mente trabajan en conjunto. No trabajan por su cuenta y el uno es afectado por el otro.

Así que cuando experimentas reacciones curativas, te puedes encontrar deprimido. Esto se debe parcialmente a que puedes sentir que estás recayendo a pesar de que sabes que estás experimentando una reacción curativa.

Esto también se debe parcialmente al hecho que la mente se ve afectada por el cuerpo. Cuando el cuerpo se está desintoxicando y cambiando radicalmente, esto tendrá un impacto sobre la mente.

Esta depresión solo debe durar el tiempo que dura la reacción de curación. Adicionalmente puede aliviarse con un enema de café extra.

Es muy importante tomar en cuenta que, si tienes otras condiciones serias, tus reacciones de curación pueden ser diferentes y hasta peores. Todo depende de tu cuerpo y cómo reacciona cuando se enferma. Sin embargo, mientras sigas el protocolo adecuado podrás superar estas reacciones de curación.

Principalmente, cuando experimentas una reacción curativa, debes recordar las siguientes cosas:

- Solo es temporal.
- Significa que tu cuerpo se está curando.
- Puedes hacer cosas para aliviar los síntomas.
- No pares la terapia.
- Las reacciones de curación no son peligrosas.

Con estas cosas en mente, podrás superar las reacciones de curación sin necesidad de preocuparte si hay algo malo, sin necesidad de deprimirte o asumir que estás empeorando en vez de mejorando.

Ahora que hemos visto la mayor parte del Método Gerson, lo siguiente que tenemos que discutir serán las trampas o errores que generalmente cometen las personas que intentan utilizar este tratamiento para sanarse a sí mismos.

CAPÍTULO 10: EVITANDO OBSTÁCULOS

Todos cometemos errores. Es parte de ser humano. Muchas veces, podemos hacer caso omiso al error y seguir adelante sin darle importancia. El problema con el Método Gerson es que un error te puede echar para atrás tu proceso de sanación.

Para evitar cometer errores y hacerle daño a tu sanación, vamos a ver los errores más comunes para que los podamos evitar en conjunto. Obviamente, mientras más preparado estés para los errores que pudieran ocurrir, tendrás mayor capacidad para evitarlos.

Siempre sigue las reglas

Cuando comienzas con la Terapia Gerson, en principio puedes pensar que las reglas son tan estrictas que puedes sentir que nunca serás capaz de cumplirlas. Sin embargo, una vez que te acostumbres a ellas, las podrás seguir con facilidad.

Bajo ningún concepto, las puedes romper. Puede haber un pequeño pensamiento en tu cabeza de que las puedes romper un poquito aquí y allá —de que no te hará daño tomar una merienda rápida—. Estás muy equivocado. Incluso romper las reglas una sola vez puede hacer que tu proceso de sanación retroceda considerablemente.

Hay algunos problemas que se te pueden presentar si piensas que está bien romper las reglas incluso un poco:

- Un poco puede ser bastante. De vez en cuando se puede

convertir en todos los días.
- Comer algo que no debes inmediatamente pondrá toxinas en tu cuerpo que dañará tu capacidad de absorber los nutrientes que necesitas.
- Confundirás a tu cuerpo porque le estás enviando las señales equivocadas.

Honestamente, tendrás que enfrentarte con varias cosas. Estarás tentado a comer algo que no debes simplemente porque tu cuerpo está tan acostumbrado a comer sal y azúcar.

Adicionalmente, tendrás personas con buenas intenciones pero que son peligrosas para tu progreso. Te pueden sugerir que la comida que estás comiendo no es lo suficientemente buena o que realmente necesitas carne roja para sentirte mejor. Cuando tus seres queridos o amigos te están sugiriendo estas cosas, puede ser muy fácil romper las reglas.

Si tus seres queridos están teniendo problemas entendiendo tu terapia, les puedes sugerir que aprendan más del Método Gerson. Les puedes recomendar que lean este libro. Generalmente te desean bien pero no comprenden lo que está pasando con tu cuerpo. Cuando sepan más sobre el Método Gerson, no te presionarán más a que rompas las reglas.

Evita la disminución de energía

A medida que comiences a sentirte mejor, puedes sentir que es tu responsabilidad tomar más trabajo, en especial si tu artritis te ha evitado hacer cosas anteriormente.

Sin embargo, debes recordar que estás en una terapia y que en cierta medida aún estás enfermo. Aunque te sientas mucho mejor y tienes más energía, aún no estás listo para hacer de todo en este momento.

En su lugar, debes continuar descansando. El cuerpo depende del descanso para continuar sanando, así que aquí tienes algunas reglas que debes tomar en cuenta:

- Siempre debes acostarte antes de las 10 pm. Esto significa durmiendo, no leyendo, escuchando música, viendo televisión, etc. ¡Necesitas dormir!
- No tomes trabajos adicionales, ya sea que esto incluya trabajo alrededor de la casa o cualquier otra cosa.
- Toma una siesta de una hora en las tardes si es posible.

El descanso es una necesidad y necesitas bastante, aunque te estés sintiendo mejor. Así que, asegúrate de continuar descansando a cualquier costa.

Escuchando a los médicos

Para comenzar, necesitarás encontrar a un médico alopático que respete el Método Gerson y lo que puede hacer.

Un médico tradicional está contraindicado mientras usas este método. Esto es porque ellos siempre recomendarán utilizar medicamentos tóxicos. Aunque encuentres un médico alopático, puedes tener problemas, por lo que debes tener cuidado.

A menudo, los médicos bien intencionados harán análisis de sangre, para ver qué cosas no están equilibradas, y luego querrán que hagas cambios para que "esos valores vuelvan a la normalidad".

El problema con esto es que cualquier cambio puede arruinar tu progreso con el método completamente. Adicionalmente, las cosas que pueden estar desequilibradas se resolverán es pocos días con el Método Gerson.

Así que, sería un verdadero riesgo escuchar las recomendaciones de un médico que te sugiera cambiar algo de tu terapia. Siempre sigue las reglas del protocolo para que tu proceso de sanación pueda progresar como deseas.

Abatirse por las reacciones curativas

Las reacciones curativas no solo son comunes. Son normales y son algo bueno. Significan que tu cuerpo está sanando. Si esperas ser una de las personas que no experimentan reacciones de sanación, entonces te defraudaré, y estarás tan abatido que querrás dejar de intentarlo.

Sin embargo, como las reacciones curativas son un signo de que tu cuerpo está sanando, te estarías dando por vencido justo en el momento en que tu cuerpo está progresando.

Cuando experimentes reacciones de sanación, entonces, reconócelas como algo bueno y alégrate. Significa que tu cuerpo está progresando.

Usando agua del grifo (agua potable)

Realmente, ¿qué tan importante es el agua? Puedes pensar y hasta asumir que está completamente aceptable usar agua del grifo, especialmente si no te sientes con ganas de usar agua destilada.

El agua del grifo está llena de químicos, incluyendo cloro y flúor. Ambos son dañinos para tu progreso con el Método Gerson. Aquí tienes un pequeño secreto: aun hirviendo el agua no eliminará estos químicos del agua. Así que, toma agua destilada.

Te preguntarás, que hay con el baño o la ducha. Si, incluso en la ducha, te estás exponiendo a esos químicos que evitan que tu cuerpo se sane. Para que el Método Gerson funcione, tienes que eliminar completamente tu exposición al agua del grifo, así que puedes tomar una esponja de baño con agua destilada o usar una ducha de campo y llenarla con agua destilada.

El agua es sumamente importante, y eso incluye lo que tomas y a lo que expones tu piel. Sin importar qué, esto es una trampa y no puedes caer en ella. Usa agua destilada solo si quieres que el método funcione.

Tratando de improvisar

Todos saben que el Método Gerson da mucho trabajo:

- Tienes que comprar frutas y vegetales orgánicos.
- Guardar esas cosas de manera adecuada.
- Eliminar los químicos de tu casa.
- Destilar tu propia agua.
- Preparar tus jugos y tomarlos frescos a través del día.
- Preparar comidas frescas.
- Seguir el protocolo de enemas de café.
- Limpiar tu casa con métodos seguros.

Toma mucho trabajo, y estarás tentado a tomar atajos, pero cualquier improvisación que hagas puede desviar tu progreso completamente. Cuando estés tentado a improvisar algo para que no tengas que seguir todos los pasos, considera tu condición.

¿No vale la pena seguir esos pasos para que puedas vivir el resto de tu vida sin artritis? Por supuesto que sí. Cuando estés sin el dolor y las molestias, de seguro estarás contento de haber seguido todas las reglas.

Leyendo la información equivocada

Sabes lo importante que es leer la información y estudiar el proceso que estarás utilizando, pero debes tener mucho cuidado, especialmente si usas internet para aprender más.

Encontrarás miles de teorías y tantas opiniones contradictorias que te sentirás completamente confundido o abrumado. Es muy buena idea investigar sobre el Método Gerson, pero es muy mala idea llenar tu mente con información que no te ayudará. Adicionalmente, la mayor parte de la información que puedes leer en línea estará escrita por personas que no son expertas y que realmente no sabes de qué están hablando.

Así que, ten cuidado de tus fuentes y estudia de la manera correcta.

Si evitas estas trampas, podrás ver cómo funciona el Método Gerson y estarás saludable. La regla número uno que siempre tendrás que recordar es que tienes que seguir los métodos de la terapia. No rompas las reglas y funcionará.

CAPÍTULO 11: RESPUESTAS A TUS PREGUNTAS

Obviamente, aún después de leer todo lo que has leído hasta ahora, tendrás preguntas. Claro que sí.

El Método Gerson es capaz de permitir que tu cuerpo se cure a sí mismo. Sin embargo, es completamente diferente a cualquier cosa a la que estás acostumbrado. A algunas personas les puede parecer algo radical, así que pueden abundar las preguntas.

En este capítulo, vamos a repasar las preguntas más comunes que puedas tener y te daremos las respuestas que te ayudarán.

Es completamente normal tener preguntas, así que no te sientas mal por necesitar respuestas.

¿Puedo usar un suplemento de Complejo B?

En la Terapia de Gerson se utilizan dos tipos de vitamina B: B3 y B12. Sin embargo, otros tipos de vitaminas en la misma categoría son peligrosas y pueden enlentecer tu progreso, principalmente, B1 y B6.

Los suplementos con complejo B contienen todo, lo bueno y lo malo. Simplemente no será una opción ideal para la Terapia Gerson. Tienes que seguir el protocolo que está probado que funciona.

¿Cuándo puedo consumir soya?

Debido a que la soya ha sido promocionada como un alimento

saludable por mucho tiempo y por muchas personas, te preguntarás cuándo puedes comenzar a consumirlo nuevamente.

Desafortunadamente, nunca la puedes consumir. De hecho, nadie la debe consumir. Eso es porque es tóxica y los estudios han demostrado que, aunque se cultive orgánicamente, es tóxica.

Además, la soya bloqueará los nutrientes que necesitas absorber de tu sistema. Simplemente no es saludable, así que tienes que ignorar toda la propaganda allá afuera ahora y entender lo que realmente es bueno para ti y lo que en realidad te hace daño. Así que, aun cuando hayas terminado el Método Gerson en sí, asegúrate de nunca añadir soya a tu dieta.

¿Por qué la combinación de comida no es parte de la terapia?

Si estás al día con las noticias nutricionales, quizás has visto un poco de información sobre la combinación de alimentos.

En el mundo tradicional, se ha convertido en la principal forma de comer saludable. O así te han dicho. Hay una muy buena razón por la que el Método Gerson no emplea el método de combinación de alimentos.

Este concepto incluye altos niveles de dos cosas que no necesitas en lo absoluto cuando estás en el Método Gerson: sodio y proteínas animales.

El concepto de combinación establece que no deberás combinar almidón con las frutas, pero esto va a suceder. Esto es porque los vegetales y las frutas tienen cierta cantidad de almidón en ellos. Así que, los principios de combinación simplemente no funcionan con el Método Gerson.

¿Por qué no puedo hervir o cocinar los vegetales al vapor?

El Método Gerson requiere que cocines los vegetales a temperaturas muy bajas sobre un extenso período de tiempo. Algunas personas pueden pensar que esto es un inconveniente y pueden pensar que es mucho más sencillo cocinarlas al vapor rápidamente.

Sin embargo, exponer los vegetales a agua hirviendo o vapor (el cual es más caliente que el agua hirviendo) cambiará su estructura internamente.

Será casi imposible para tu cuerpo absorber las proteínas, enzimas y nutrientes en esas frutas y vegetales a este punto.

Por lo tanto, tendrás que permitir que tu comida se cocine a muy bajas temperaturas hasta que estén completamente cocidas. Esto no cambiará su estructura y asegurará que obtengas todos sus beneficios nutricionales.

¿Por qué son tan importantes las papas y el tomate?

Muchas de las dietas modernas o de las elecciones de comida recomiendan evitar tanto papas como tomates.

Esto es porque estas dos son parte de la familia de las solanáceas, que es un grupo mortal de alimentos. Por esa razón, te puede extrañar el hecho que el Método Gerson depende en gran medida de las dos.

En primer lugar, ¡no son las dos principales comidas del método! Tus principales comidas serán zanahorias, manzanas y verduras de hojas verdes.

Sin embargo, es importante notar que los tomates y las papas son muy nutritivas.

Las papas son muy fáciles de digerir, lo cual es excelente para tu cuerpo, y tienen potasio y proteína que tu cuerpo necesita para sanarse a sí mismo.

Los tomates están llenos con licopeno, el cual es un antioxidante y ha sido sujeto de muchos estudios de investigación que indican que es excelente para estimular tu sistema inmunológico.

Los tomates y las papas no son los únicos vegetales saludables que se han enumerado como parte de la familia de las solanáceas. De hecho, el Método Gerson también utiliza pimentón verde, y no ha habido efectos secundarios de ellos. De hecho, son parte vital de la sanación.

¿Cuánto durarán las reacciones curativas?

No hay manera de cuantificar esto. Todo tiene que ver con la cantidad de toxinas que están en tu cuerpo y cuánto daño te han hecho hasta ahora.

Algunas personas solo experimentan reacciones curativas que solo duran un par de horas. Otros las experimentarán por más de un día. Aquí no hay un "normal", así que asegúrate de aceptar que las reacciones curativas son un signo de sanación.

¿Cuántas reacciones curativas tendré?

Una vez más, no hay una respuesta correcta para esto. Todo el mundo es distinto.

Todas las personas han estado expuestas a diferentes niveles de toxicidad y las personas tienen diferentes niveles de deficiencia nutricional.

Sin embargo, hay suficientes estudios en el Método Gerson como para predecir de alguna manera cuándo tendrás estas reacciones de sanación:

- Probablemente tendrás una reacción, una semana después de comenzar el Método.
- Probablemente tendrás una aproximadamente a las seis semanas del tratamiento.
- Y posiblemente tu reacción curativa más fuerte la tendrás alrededor de los tres o cuatro meses después de haber comenzado el tratamiento.

No hay una manera certera de saber cuándo experimentarás estas reacciones de sanación, y las seguirás teniendo mientras tu cuerpo siga sanando. No trates de ponerle lapsos de tiempo a tu propio cuerpo porque tiene que trabajar en su propio tiempo.

¿Cuando me sienta mejor, significa que estoy curado?

Comenzarás a sentirte mejor rápidamente después de comenzar el tratamiento, tan rápido como una semana para muchas personas. Eso no significa que ya estás curado.

En su lugar, significa que tu cuerpo está comenzando a sanarse a sí mismo y a deshacerse de las toxinas.

Después de alrededor de 6 meses, habrás recuperado también toda tu energía. Una vez más, eso es porque tu cuerpo está comenzando a fortalecerse.

Sin embargo, nada de esto significa que estás completamente curado. En su lugar, significa que estás en el camino correcto y que aún tienes que seguir el protocolo del Método Gerson.

La energía que has recobrado debe ser canalizada hacia la curación, así que no te pongas de repente a tratar de hacer cosas. Estarás gastando la energía que necesitas para curarte.

¿Alguna vez necesitaré medicamentos de prescripción?

El Método Gerson es muy fuerte y te recomienda que te alejes de los medicamentos de prescripción. Estos medicamentos tienen efectos tóxicos y realmente no hacen mucho para curarte.

En cambio, lo que hacen es enmascarar las condiciones y empeorarte de muchas maneras.

Habiendo dicho eso, hay pocas oportunidades en la que necesitarás antibióticos. Si este es el caso, toma el medicamento como está indicado y también toma la combinación de aspirina, vitamina C y niacina descrita para los pacientes Gerson. No pares tu Terapia Gerson durante el tiempo que tengas que tomar el antibiótico.

Otra cosa, cualquier medicamento prescrito o disponible en el mostrador van a causar efectos secundarios, y eso te dice inmediatamente que son tóxicos para tu organismo.

¿Usar enemas durante el tratamiento me hará dependiente de ellos?

Esta es una pregunta común que preocupa a muchas personas, especialmente si anteriormente sufrían de estreñimiento. No te harás dependiente de los enemas. Ellos no funcionan de esa manera. Una vez que tu hígado está completamente saludable, todo hará lo que tiene que hacer y ya no necesitarás enemas.

¿Cómo obtendré las proteínas que necesito sin la carne?

Probablemente te han dicho una y otra vez que necesitas proteínas animales para una dieta saludable. Eso es porque muchas personas están equivocadas sobre qué comidas tu cuerpo realmente necesita.

El tipo de proteínas presentes en la carne animal no trabajarán de manera adecuada en tu cuerpo. En cambio, obtendrás las proteínas de los vegetales, y este es el tipo de proteína que en realidad puede ser digerida y absorbida correctamente en tu cuerpo.

Las proteínas animales pueden alimentar a las enfermedades, incluyendo tumores, artritis, y daños al riñón. Las proteínas en las frutas y vegetales ayudarán al cuerpo a sanar.

Quizás no te das cuenta de ello, pero muchos vegetales, incluyendo las zanahorias, papas y la avena tienen altos contenidos de proteína.

¿Cuánto tiempo tardará la terapia en hacer efecto?

Esto depende de qué tan enfermo estás actualmente. Para la mayoría de las personas con artritis u otra enfermedad relacionada, le toma aproximadamente dos años para que el Método Gerson recupere completamente al cuerpo.

Hay personas que tienen deformaciones en los huesos y eso se demora en regenerarse. Sin embargo, el número puede variar dependiendo de la situación.

¿Son normales los dolores de cabeza?

Desafortunadamente, algunas personas piensan que los dolores de cabeza son reacciones curativas. Pero ese no es el caso. Nosotros ya discutimos los síntomas de las reacciones de curación que debes esperar con tu tratamiento de artritis.

Los dolores de cabeza no están incluidos en esto. Generalmente, un dolor de cabeza puede ocurrir cuando tu organismo está completamente cargado de toxinas durante el período de liberación.

Si sufres de dolores de cabeza, debes añadir un enema de café extra cada día para que el proceso de desintoxicación trabaje de manera más rápida. Una vez que tu cuerpo esté libre de toxinas, los dolores de cabeza deben parar.

Ahora que hemos respondido tus preguntas, te debes sentir más seguro con cada paso del Método Gerson.

Si tienes preguntas adicionales, deberás ser capaz de encontrar la información que necesitas.

Solo asegúrate de usar recursos verdaderamente útiles y expertos sobre el Método Gerson.

Probablemente lidias con mucho estrés. Todos lo hacemos. Sin embargo, el estrés es malo para tu cuerpo y puede enlentecer el Método

Gerson. Así que, en el próximo capítulo, vamos a tratar sobre las maneras para reducir el estrés de tu vida.

CAPÍTULO 12: MANEJANDO EL ESTRÉS

El estrés puede ser tan prejudicial de muchas maneras diferentes. Los estudios han demostrado que cuando estás tratando con el estrés crónico, puedes experimentar una serie de efectos secundarios, incluyendo:

- Amento de peso.
- Aumento de la presión arterial.
- Irritabilidad.
- Dolor de cabeza.
- Fatiga.
- Depresión.
- Disminución del Sistema Inmune.

Incluso hay un estudio actual que muestra cómo el estrés crónico reduce tu cerebro. Sí, realmente el estrés es muy malo para ti, y también puede enlentecer el Método Gerson. De hecho, esta terapia funcionará mejor cuando estás relajado y cómodo con tu vida.

Así que, para utilizar esta terapia adecuadamente, debes considerar formas de relajarte y de eliminar el estrés de tu vida.

Aquí tienes algunas opciones que puedes considerar.

Meditación

La meditación ha sido utilizada como un método desestresante porque te ayuda a despejar tu cerebro. Cuando meditas, estás despejando tu mente y tomando la decisión de permitirte relajarte.

Hay distintas maneras en las que te puedes relajar, pero éstas son algunas cosas que debes tomar en cuenta:

- Encuentra un lugar silencioso donde te puedas relajar. Puede ser una habitación, un closet o incluso en el bosque. Solo necesitas alejarte de las distracciones.
- Asegúrate que estás cómodo. Eso significa que te sientas cómodo con tu ropa, que la habitación tenga una temperatura adecuada, y nada doloroso te esté distrayendo. Muchas personas eligen sentarse en cobijas o cojines para su comodidad.
- Aparta entre 30 minutos a una hora para meditar. No fuerces el tiempo que le vas a dedicar diariamente a la meditación. Si haces esto, entonces estarás pensando en todo lo que tienes que hacer cuando se supone que debes estar relajando tu mente.

Para meditar, ve a tu sitio tranquilo y confortable. Enfócate en tu respiración. Imagina el aire que está entrando y saliendo de tus pulmones.

Debes estar consciente de cada parte de ti, desde tu pelo hasta los dedos de tus pies. No dejes que tu mente piense en otra cosa sino en ti mismo en ese momento.

Cuando haces esto, limpias tu mente de cualquier otro pensamiento. Esto te permitirá relajarte y alejarte por un tiempo del estrés. Puede hacer maravillas para relajarte el resto del día también.

Visualización

Puedes utilizar la visualización en conjunto con la meditación porque te permitirá llevar tu técnica de relajación un paso más allá. Así que intenta esto, la próxima vez que pases una hora o más meditando:

- Al llegar a tu estado de meditación, vas a comenzar a visualizar algo.
- Cierra tus ojos y ve algo en tu mente. La imagen que ves debe ser cómo te verás y sentirás cuando estés aliviado de la artritis. Enfócate en esta imagen. Piensa en ella como un cuadro en donde estás pintando cada trazo cuidadosamente. Una vez

que tengas la imagen en tu mente, pasa al siguiente paso.
- Con la pintura claramente ante ti, visualízate entrando en ella. La pintura se hará realidad y estarás rodeado por ella. Vela, siéntela, huélela, escúchala. Utiliza todos tus sentidos para ver la imagen perfecta de ti sin estrés y sin artritis.
- Ahora, sal de la imagen y observa los pasos que te tomó llegar a esa imagen perfecta. Cuando puedas imaginar los pasos, entonces podrás ver exactamente lo que necesitas para llegar allí.

A medida que salgas del estado de meditación, estarás más relajado al saber que tienes algo en lo que tienes que trabajar, algo que puede ser muy real para ti.

No solo esto te ayudará a relajarte, sino que también te ayudará a tener la motivación que necesitas para llevar a cabo el Método Gerson.

Toma algún tiempo para ti

Lo más importante que debes tener en mente cuando tratas de eliminar el estrés de tu vida es que tienes que tomarte un poco de tiempo para ti.

Solo aléjate de las responsabilidades y de hacer las cosas por los demás. Cada día, aparta un tiempo para meditar, leer, escuchar música, trabajar en un hobby o hacer cualquier cosa que sirva como tiempo para ti.

Trabaja la gratitud

Cuando vives una vida de gratitud, encontrarás que no hay cabida para el estrés y la negatividad en tu vida. Así que trabaja en ser más agradecido. Hay varias maneras en la que puedes hacer esto:

- Cada mañana, pasa unos momentos pensando por lo menos en cinco cosas por la que estás agradecido.
- Crea un diario de gratitud. Cada día, puedes escribir las cosas por la que estás agradecido.
- Escribe notas de gratitud. Esto es realmente útil para mostrar

la gratitud hacia otras personas. No hay nada malo en decir gracias, y te hará sentir mejor.

El Método Gerson es efectivo, pero funcionará más rápido y eficientemente cuando eliminas el estrés de tu vida, así que trabaja en esto y asegúrate que tu terapia esté funcionando lo mejor posible.

Ahora que hemos discutido el Método Gerson y cómo usarlo, podemos pasar a enfocarnos en qué vendrá después de la terapia en sí. Eso es lo que discutiremos en el próximo capítulo.

CAPÍTULO 13: DESPUÉS DEL MÉTODO GERSON

Una vez que hayas completado la Terapia Gerson, necesitarás terminarla de la manera correcta. No es tan simple como comenzar a comer como lo hacías antes. Eso sería perjudicial para tu salud.

Así que, necesitas entender qué necesitas hacer para continuar viviendo el resto de tu vida de forma tan saludable como cuando estabas con el Método Gerson.

La regla número uno que siempre debes recordar es que es mejor permanecer en el método por mayor cantidad de tiempo en vez de terminarlo muy pronto. No te hace ningún daño permanecer más tiempo en la terapia, pero sí te puedes hacer un gran daño si la terminas antes de tiempo.

Para parar tu terapia, necesitarás seguir los siguientes pasos:

- Esto será un proceso gradual. No trates de pararla en un solo día.
- Reduce lentamente los enemas de café hasta que los estés usando dos veces a la semana.
- Lentamente reduce tus jugos a cinco o seis al día. Permanece así durante un mes o dos meses, y luego nuevamente ve reduciendo el número de jugos hasta eliminarlos completamente. Obviamente, lo ideal sería seguir tomándolos de por vida, aunque no es absolutamente necesario.

Más allá de esto, hay algunas cosas que debemos discutir sobre cómo tomar elecciones inteligentes sobre cómo vivir tu vida y qué comer.

Mantenimiento

Mientras vas dejando el Método Gerson, prácticamente estarás viviendo tu vida normal, con algunas reglas. Aún tienes que tomar decisiones inteligentes sobre qué comer, pero ahora puedes seguir una dieta más flexible.

Esto te permitirá ir a eventos como banquetes, bodas, recepciones, etc. Y encontrar alimentos que puedes comer. Sin embargo, durante la fase de mantenimiento de tu vida, necesitarás seguir algunas reglas también.

Si comes "compulsivamente" y te permites comer alimentos que no necesariamente son considerados como saludables, necesitarás hacer lo siguiente los próximos días para asegurar que tu cuerpo se mantenga saludable.

- Después de uno de estos eventos, vuelve a los enemas de café diariamente.
- Y deberás tomar enzimas digestivas por dos o tres días hasta eliminar los tóxicos de tu sistema.

También debes considerar hacer el Método Gerson completo varias veces al año. De esa manera, limpiarás tu cuerpo y ayudará a tu sistema a mantenerse saludable como cuando hiciste el método la primera vez.

La mejor manera de hacer esto es escoger dos semanas al año, alejadas entre sí por supuesto, y usar el Método Gerson nuevamente para esas semanas

Tomando elecciones inteligentes

Aunque ya hayas terminado el Método Gerson, todavía hay cosas que tienes que hacer para tomar decisiones inteligentes.

Simplemente estarás cometiendo un gran error si empiezas a alimentar tu organismo con toxinas nuevamente. Aquí están algunas cosas que debes tomar en cuenta:

- Nunca debes volver a comer comidas rápidas. Están llenas de toxinas, en especial de sodio.

- Nunca debes comenzar a comer comida chatarra ya que están llenas de aditivos.
- Debes continuar comiendo solo comida orgánica (es decir, sin veneno) y vegetales. Las comidas no orgánicas están llenas de pesticidas y otros químicos.
- Continúa comiendo las comidas "protectoras". Éstas son frutas y vegetales orgánicos que específicamente ayudarán a tu cuerpo a mantener su salud.
- Si realmente quieres tomar alcohol, necesitas hacerlo en raras ocasiones y con mucho cuidado. Asegúrate que el alcohol que escojas sea orgánico.

Es muy importante que después del Método Gerson seas muy cuidadoso con tu vida. Esto es porque no querrás deshacer todas las cosas buenas para tu cuerpo que has logrado con esta terapia.

Mientras te enfoques en parar la terapia con lentitud y tomes decisiones inteligentes con tus comidas, entonces podrás mantener una vida saludable a pesar que ya no estés realizando la terapia.

CAPÍTULO 14: RECURSOS ADICIONALES

Por supuesto, siempre es una buena idea aprender más cada vez que puedas. Cuanto más puedas investigar y usar el Método Gerson, estarás mucho mejor.

Es muy importante evitar la información confusa y abrumadora que abunda sobretodo en internet, así que, en vez de buscar información por tu propia cuenta, observa estos recursos.

Comienza visitando el sitio web del Instituto Gerson, donde encontrarás una gran cantidad de recursos que te pueden ayudar a aprender más. Está disponible en:

www.gerson.org

No solo encontrarás información detallada sobre la Terapia Gerson, sino que también encontrarás recetas y hasta detalles de los tipos de limpieza y productos de higiene que puedes utilizar.

Cuando necesites comprar suministros y suplementos, hay diferentes lugares donde los puedes comprar, incluyendo:

- The Key Company, www.thekeycompanyusa.com
- Stat MX, www.statmx.com
- Ishi Medical Equipment, www.ishimedical.com
- Healing Naturally Limited, www.healingnaturally.co.uk
- Nutricology, www.nutricology.com

- Biogenesis Anti-Aging, www.biogenesis-antiaging.com

Estas empresas te ayudarán a obtener diferentes suministros y medicamentos que necesitarás para la Terapia Gerson.

CONCLUSIÓN

Como puedes ver, el Método Gerson ha mostrado ser muy efectivo, y no solo ayuda a personas con cáncer. Esta terapia ha probado una y otra vez que puede curar una gran cantidad de condiciones, y eso incluye a la artritis.

En estos momentos, estás tratando con una condición, y probablemente te dijeron que no tenía cura. Ese no es el caso, no importa qué tipo de artritis tengas.

La condición es originada principalmente por dos causas: la falta de nutrientes que tu organismo necesita y la acumulación de tóxicos en tu hígado y el resto de tu cuerpo. Esas dos causas juntas hacen que te enfermes, y la única manera que te puedas mejorar es corrigiéndolas.

Lo más importante que tienes que recordar es que tu cuerpo tiene la capacidad de curarse a sí mismo. Se puede mejorar. Lo único que tienes que hacer es darle las herramientas adecuadas.

Una vez que elimines todas las toxinas de tu cuerpo y las elimines de tu ambiente, tu cuerpo comenzará a sanarse. Entonces, cuando le des los nutrientes que necesita, tu cuerpo se mejorará.

Es asombroso de lo que es capaz el cuerpo humano cuando se le permite hacer lo que sabe hacer mejor: mantenerse saludable.

Y la noticia más grande es que no tiene nada que ver con los medicamentos típicos. Esos medicamentos que solo enmascaran la enfermedad y no te mejoran. También tienen muchos efectos secundarios que generalmente te empeoran. Ellos no son la respuesta. Tu cuerpo es la respuesta y cuando utilizas el Método Gerson, encontrarás que realmente se puede curar a sí mismo.

A través de este libro, hemos discutido todo lo que necesitas saber para vivir una vida saludable, y la mejor parte es que, la terapia no solo curará tu artritis. Curará todo lo que esté funcionando mal en tu cuerpo.

Así que, en vez de seguir pasando otro día enfermo, con dolor e incómodo, es hora de hacer algo diferente. Empieza el método Gerson ahora y date cuenta que se puede vivir una vida completamente saludable.

Te deseo el mejor de los éxitos,
David Robin

www.ingramcontent.com/pod-product-compliance
Lightning Source LLC
Chambersburg PA
CBHW070656220526
45466CB00001B/459